ビタミンDとケトン食
最強のがん治療

古川健司

光文社新書

本書が最も強く伝えたいこと

がんの治療には、ビタミンDの血中濃度を正常範囲の30ng／mℓ以上にすることが重要です。

また、がんをはじめ、糖尿病、認知症、インフルエンザ、アレルギー、骨粗しょう症、脳卒中、心筋梗塞、高血圧、うつ病など、すべての現代病の予防のためにも、ビタミンDの血中濃度は30ng／mℓ以上を維持することが求められます。

はじめに

がん患者さんに共通して足りなかったビタミンD

２０１６年10月下旬、私は『ケトン食ががんを消す』（光文社新書）を上梓しました。

同書では、がんの支持療法*としての「免疫栄養ケトン食」の詳細に加え、私が２０１５年1月から始めた臨床研究、「ステージⅣ進行再発大腸癌、乳癌に対し蛋白質とＥＰＡ*を強化した糖質制限食によるＱＯＬ*改善に関する臨床研究」の成果などを記しています。

＊支持療法　がんに伴う症状や治療による副作用を軽減するために行われる予防策や治療のこと。

＊ＥＰＡ　エイコサペンタエン酸。不飽和脂肪酸の一つで、イワシ、サケ、サバなどに多く含まれる。

＊ＱＯＬ　クオリティ・オブ・ライフ。生活の質。

同臨床研究の3か月以上の実施者は18人。このうち**がんの完全寛解（CR）5例を含めた奏効率（がんの縮小）は39%、がんの進行抑制を加えた病勢コントロール率に至っては、実に83%にも上っています。**ステージⅣの末期がんにもかかわらず、完全寛解が全体の28%も占めているのは、がんの顕著な縮小や転移巣の消失によって、手術まで持ち込めたからです。

同臨床研究に参加してくれたこの**18人のうち15人は、抗がん剤治療単独の患者さんと比較して、3年生存率が統計的に有意に延長**したことが確認されています。

しかし、私のがんとの睨み合いは、終息することはありませんでした。なぜなら、免疫栄養ケトン食の実施によって、がんが縮小したすべての症例において、がんの完全消失という最終ゴールが一向に達成されなかったからです。これは、がん細胞だけを兵糧《ひょうろう》攻めにする私の治療戦法に、何か大事なものが欠落していたことを物語っていました。

何かが足りない。それはいったい何なのか。暗中模索の日々が続きました。

その私に大きな発見をもたらしてくれたのが、『ケトン食ががんを消す』にも登場したAさんでした。

Aさんは26歳のとき、すい臓を原発巣とする多発性肝転移が発覚。がん専門病院で「早ければ1か月」の余命宣告を受けたのち、私が勤務する多摩南部地域病院に転院してきました。

抗がん剤との併用で、「免疫栄養ケトン食」をストイックなまでに実践したAさんは、医学の常識を覆すほどの驚異的な回復を見せました。闘病とともに挑んだ本格的なアームレスリングの大会でも、たびたび上位入賞を果たすようになったほどです。そして、がん発覚から1年後には、PET‐CT検査と呼ばれる精密検査で、「肝臓にがんの形跡は見当たらない」とする驚くべき報告が待っていたのです。

しかし、Aさんのがんは消失していたのではなく、活動を停止していただけだったのが、まもなくわかります。がんが再び騒ぎ出すまで、それほど時間はかかりませんでした。

がんに栄養を与えない極度の糖質制限、栄養状態や免疫機能の指標となるアルブミンの強化、がん患者さんの悪液質（栄養失調による衰弱した状態のこと）を軽減する働きのあるEPAの強化、さらに、ブドウ糖に代わるケトン体エネルギーが、がんの増殖因子である活性酸素を抑制するなど、エビデンス的には最強と思われました。にもかかわらず、Aさんのがんは一向に大人しくなりません。

私もこう考えざるを得なくなってきました。Aさん本人の体に、がんを殺す力、つまり、がんへの免疫力がないのではないか、と。

そこで、ビタミンAと、保険適用になったばかりのビタミンDの血中濃度の測定を行うことにしました（ただし、適用の対象は限られています）。この2つの栄養素には、がんをアポトーシス（細胞死）へと誘導する作用があるからです。

結果は私を愕然とさせるものでした。ビタミンAの血中濃度は正常範囲だったものの、ビタミンDのそれが、測定不可能なまでに欠乏していたのです。

「もしかしたら……」と、私は他のがん患者さんのビタミンD濃度も測定しました。誰一人として正常値はいません。全体の5％が血中ビタミンD濃度の不足、95％がAさんと同じ欠乏症という結果が出ました。しかも、完全寛解で定期検査5年を無事に終えた患者さんでさえ、圧倒的にビタミンDが欠乏していたのです。

これは、がんは治っても、がん体質は依然として変わらないことを如実に示していました。

私はAさんだけでなく、他の患者さんにも、ビタミンDのサプリメントの服用を勧めてきましたが、国が定める1日の上限量では、正常値にまったく届かなかったのです。

がんではない人も足りなかったビタミンD

「では」と、次に私が試みたのは、病院に勤務する50人の若い看護師の血中ビタミンD濃度の測定でした。ビタミンD欠乏症ががん患者さん特有の栄養不足であることを確認したかったからです。その背景に「がんじゃない人のビタミンD濃度は正常値に違いない」という私の予想があったことは言うまでもありません。

しかし、ここでも意外な結果が待ち受けていました。50人の看護師のうち47人が欠乏症、3人が不足、正常値が1人もいなかったのです。

不規則な勤務体制によるストレスは抱えているものの、表面的には全員が健康体の持ち主です。にもかかわらず、94％が欠乏症ということは、私が測定したがん患者さんのビタミンD欠乏症の比率とほとんど変わりません。

このことが、がん治療におけるビタミンD摂取の重要性を超えて、がんを含む現代病そのものに対する「ビタミンD欠乏症」という、より大きなテーマへと私を駆り立てました。

たしかに、昨今では現代病がこれでもかというほど登場しています。糖尿病、骨粗しょう症、うつ病、花粉症やアトピーなどのアレルギー、認知症、関節リウマチ、そしてがん……、数え上げると切りがないほどですが、これらの現代病のすべてにビタミンDの欠乏が関与していることが、最近になってわかりかけてきたのです。

考えられるその原因は、多岐にわたります。ビタミンDは日光の紫外線を浴びることで、皮膚合成されますが、まず現代人の多くが日光を浴びなくなったのが、その大きな要因として挙げられます。また、食生活の欧米化や炭水化物の摂りすぎ、利便性に伴う生活様式の変化、さらにストレス過多など様々なものが考えられますが、それは同時に食生活や生活様式の見直し、さらにビタミンDの十分な補給によって現代病を予防・改善できることを示しています。

本書では、がん患者さんのビタミンD欠乏症の実態を、私の学会発表のデータを交えて明らかにする一方、糖尿病、認知症、うつ病、アレルギーといった現代病に、ビタミンDの欠乏が共通して関わっていることを指摘しつつ、その対策を紹介したいと思います。

なお、私を貴重な発見へと導いてくれたAさんは、血中ビタミンD濃度の測定からまもなくして亡くなりました。

心からご冥福をお祈りします。

目次

はじめに　3

がん患者さんに共通して足りなかったビタミンD　3／がんではない人も足りなかったビタミンD　6

第1章　がん患者さんはビタミンDが足りていない——15

ビタミンDの不足が生む新型栄養失調　16／血中ビタミンD濃度を測る　17／がん患者さんの血中ビタミンD濃度　19／がん再発群と、無再発群の血中ビタミンD濃度の差　20／がん細胞の暴走を許しているのはビタミンDの欠乏　21／ビタミンDががん治療に効く4つの働き　23／ビタミンDの効果を助けるビタミンAの役割　26／ビタミンAに関する注意点　27／コホート研究でもビタミンD不足とがん発症の関連が明らかに　28／部位別のがん罹患リスク　31／海外の研究結果　33／カルシウムの大腸がん抑制効果　35／コホート研究における大腸がんリスク　36／ビタミンDが乳がん発症リスクを低下させる　39／「トリプルネガティブ乳がん」とビタミンD　42／夜勤と乳がんの関係性　43／メラトニンの抗がん作用　45／前立腺がんとビタミンD　46／すい臓がんとビタミンD　47／肺がんとビタミンD　49／日光浴によるビタミンD合成と皮膚がん発症リスク　52／がん治療・再発予防に必要な血中ビタミンD濃度は？　54／どうやってビタミンDを摂るか　56／サプリメントを用いたがん患者さんへのビタミンDの補充　58／ビタミンD摂取の注意点　60

第2章　ビタミンDはすごい ―― 63

厚生労働省のビタミンDに関する調査　64／日本人女性のビタミンD不足　67／子どもにビタミンDは足りているか　69／世界的なビタミンD不足　71／ビタミ

ンDサプリを配布する海外の高緯度地域　74／血中ビタミンD濃度測定の保険適用　75／ビタミンB1とビタミンC　76／死に直結しないビタミンD不足　78／現代社会でビタミンD欠乏症が蔓延する理由　79／ビタミンDはホルモンの一種　85／ビタミンDの3つの生理作用　87／血圧上昇ホルモンの分泌調整　88／分化誘導　89／免疫担当細胞の調整　89／がんやアレルギーに関わるT細胞　90／NK（ナチュラルキラー）細胞　92／樹状細胞　93／自然免疫系　94／B細胞　95／インフルエンザとビタミンD　96／喘息と呼吸器感染症　97／結核はなぜ増えているのか？　99／アレルギーとビタミンD　101

第3章　ビタミンDと現代の病

延び悩む「健康寿命」　106／がん予防があらゆる病の予防になる　108／がんと糖尿病の深い関係　111／がんだけではない、糖尿病が引き起こす死に至る病　114／糖尿病とビタミンD　115／最も大きながんの原因は食事　118／長野県民が長寿の理由　121／キノコ類に多く含まれるビタミンD　124／日本一の男性長寿地区・横浜市青葉区の事例　125／東京都世田谷区の事例　126／長寿だけどビタミンDは超欠乏　128／長野でもビタミンD不足　131／DHEAとアディポネクチン　132／ビタミンDも長寿ホルモン　133／ビタミンD不足がもたらす筋力の低下　136／骨粗しょう症とビタミンD　138／脳・心血管系疾患　141／心疾患とビタミンD　143／脳血管疾患とビタミンD　145／うつ病とビタミンD　147／認知症とビタミンD　150／ケトン食が認知症やアルツハイマー病を予防する　153／ケトン食が認知機能に与える効果を調査　154

第4章　ビタミンD＋免疫栄養ケトン食　最強のがん治療――159

予想を超える効果　160／ケトーシスとケトアシドーシス　161／様々な学会で認められたケトン食の効能　163／ケトン食とカロリー制限食の違い　165／50％の糖質制限　167／セミケトジェニック　168／ケトジェニック～スーパーケトジェニック　169

免疫栄養ケトン食＋ビタミンDの症例　172

症例1　女性、34歳。ステージⅣ乳がん術後、リンパ節転移と骨転移　172

症例2　女性、58歳。ステージⅣ（トリプルネガティブ）乳がん術後、皮膚及び
リンパ節転移　174
症例3　女性、40歳。ステージⅣ乳がん術後、多発性肝臓転移　175
症例4　男性、40歳。ステージⅣすい臓がん術後、リンパ節転移　177
症例5　男性、49歳。ステージⅣすい臓がん術後、局所再発　179
高齢患者さんの症例　180
症例6　男性、84歳。ステージⅣ大腸がん、直腸がん術後、多発性肺転移　181
症例7　女性、78歳。ステージⅣ大腸がん術後、腹膜播種　182
症例8　女性、80歳。ステージⅣすい体部がん、肝臓転移　184
症例9　女性、87歳。ステージⅣ肺がん術後再発　185

第5章　「グルコーススパイク」の恐怖　189

自己流の「ケトジェニック」「スーパーケトジェニック」は危険　190／極端な糖質制限の危険性　191／自覚できないグルコーススパイク＝血糖値スパイク　193／臨床研究の事例　196／極端な糖質制限のメリットとデメリット　201／世界の臨床

研究の事例　204／グルコーススパイクを避けるためのカーボローディング　205／食に関するストレス発散の重要性　208／レガシー効果　209／覚悟が必要　210

おわりに　213

参考文献　218

第1章　がん患者さんはビタミンDが足りていない

ビタミンDの不足が生む新型栄養失調

新型栄養失調が現代病の温床である。こう聞くと、ほとんどの人が首を傾げるかもしれません。

飢餓に苦しむアフリカなどの人たちは別として、たしかにこの飽食の時代、栄養の補給は十分すぎるほど事足りているはずだからです。

なのに、なぜ栄養失調なのでしょうか。

現代病は、都市化や産業化に伴う生活習慣や環境の変化に起因します。近年になり、がんをはじめとして、糖尿病や認知症、インフルエンザ、花粉症やアトピーなどのアレルギー、骨粗しょう症、脳卒中、心筋梗塞、高血圧、そしてストレス社会が生み出すうつ病……などの患者さんが年々増えています。こうした現代病にほぼ共通して、**ある一つの栄養素だけが決定的に不足している**のが、最近の研究で明らかにされてきたのです。

その正体こそ**ビタミンD**です。

がんの支持療法として「免疫栄養ケトン食」を展開してきた私にしても、ビタミンDの重要性を重々に認識していたつもりでした。そのため患者さんには、がん治療に特化した栄養指導の他、ビタミンDサプリメントの摂取も勧めてきましたが、「はじめに」でも触れたように、その絶対量が圧倒的に不足していたのです。

血中ビタミンD濃度を測る

ビタミンDががん治療にいかに重要か。がん予防がなぜその他多くの現代病までも予防するのか。そのメカニズムについては後述するとして、まずは図表1を見てください。

これは、私が2018年1月、「がん患者におけるビタミンD欠乏の状況と治療」と題し、日本病態栄養学会で発表した臨床研究をコンパクトにまとめたものです。

対象者は私が勤務する病院の146人のがん患者さん。このなかには、手術などで寛解した患者さんも含まれています。

患者さんの平均年齢は69・9歳。大腸がんをはじめとする6種類のがんについて、「血中25-OHビタミンD」濃度を調べました。

まずは、この耳慣れない「血中25-OHビタミンD」濃度について説明しましょう。

紫外線から合成、あるいは食べ物から摂取されるビタミンDは、肝臓で「25-ヒドロキシ

	患者数（人）	血中25-OHビタミンDが20ng/ml未満（欠乏）の患者数	平均血中25-OHビタミンD濃度（ng/ml）
大腸がん	93	88	15.3
胃がん	29	28	11.9
すい臓がん	10	9	13.2
乳がん	10	4	21.1
肺がん	2	2	15.5
脳腫瘍	2	1	21.0
合計	146	132	14.1

図表1　がん患者の血中25-OHビタミンD濃度

出典：古川健司「がん患者におけるビタミンD欠乏の状況と治療」

ビタミンD」という血中代謝物に変換されます。この代謝物が「25-OHビタミンD」と呼ばれるものです。

ただし、この時点ではビタミンDとしての効力は発揮できません。25-OHビタミンDが腎臓を経由して「1,25-ジヒドロキシビタミンD（1,25-OH_2ビタミンD）」という活性型の血中代謝物に変換されてはじめて、ビタミンDは私たちの体で効力を発揮してくれるのです（ただし、最近になって、25-OHビタミンDは、腎臓だけでなく骨芽細胞や副甲状腺の組織内にも直接侵入し、活性型の1,25-OH_2ビタミンDに代謝されることが確認されています）。

血液検査で、この活性型1,25-OH_2ビタミンDの濃度ではなく、その元となる25-OHビタミンDの濃度を調べるのは、そのほうが体内で機能するビタミンDの量をより正確に把握することができるからです。

血中ビタミンD濃度の正常範囲は、30〜100ng／mℓ（ナノグラム・パー・ミリリットル。1ナノグラム＝10億分の1グラム）、**それ未満が「不足」**と見なされ、**20ng／mℓ未満になると「欠乏症」**と診断されます（以下、血中ビタミンD濃度について特に説明のない場合は、「25-OHビタミンD」を指す）。

がん患者さんの血中ビタミンD濃度

以上のことを前提として、もう一度図表1に目を移してください。結果が驚くようなものであることは一目瞭然でしょう。全体の90％以上に当たる132人もの患者さんにビタミンDの欠乏症が見られたのです。血中ビタミンD濃度の平均値も、わずか14・1ng／mℓ。

なかでも胃がんやすい臓がんの患者さんは、ほぼ全員が欠乏症です。平均濃度は胃がんが11・9ng／mℓ。すい臓がんは13・2ng／mℓと、全体の平均濃度をさらに下回っていました。

この2つのがん種の血中ビタミンD濃度が特に低いのは、いずれの臓器も消化機能を司っており、したがってビタミンDの吸収に影響を与えていることが考えられます。

その証拠として、消化器系ではない乳がんと脳腫瘍の患者さんは、低値ではあるものの、いずれも平均血中濃度は21ng／mℓと、辛うじて欠乏症を免れているのがわかります。

しかし、いずれも血中ビタミンD濃度が不足していることに変わりはなく、がん患者さんのほとんどが、ビタミンDの欠乏症であることが、この測定結果から明らかになったのです。

がん再発群と、無再発群の血中ビタミンD濃度の差

この事実を踏まえた上で、次に私が検討したのが、術後にがんが再発した患者さんと、再発していない患者さんでは、血中ビタミンD濃度が、どれほど違うのかということでした。

検討対象としたのは、患者数が多く、全員が手術を経験した大腸がんと胃がんの患者さんです。

詳しくは後記しますが、ビタミンDはビタミンAとの相乗効果で、免疫機能を調整したり、がん細胞をアポトーシス（細胞死）に誘導したりする働きを持っています。

このことから当初の私は、再発群は血中ビタミンD濃度が低く、無再発群はその濃度が、ある程度一定に保たれているのではないかと予想していました。

ところが、意外な結果が待ち受けていたのです。

図表２にあるように、血中ビタミンＤ濃度の測定に協力してくれた大腸がんの患者さんは93人。そのうちの23人が再発群で、平均血中濃度は16・８ng／mℓと完全な欠乏症でした。残りの70人は無再発群ですが、私の予想に反して、平均血中濃度が15・２ng／mℓと、むしろ再発群よりもビタミンＤが欠乏していたのです。

また、胃がんの患者さんに関しては、29人中、再発群が８人で、その平均血中濃度は11・４ng／mℓ。残りの無再発群21人の平均血中濃度は12・１ng／mℓでした。

以上のことから、大腸がん、胃がんに限って言えば、再発群と無再発群では、ビタミンＤの血中濃度に、統計的に有意な差がないことがわかりました。再発していない患者さんといえども、欠乏症を脱していなかったのです。

つまり、がん患者さんの場合、寛解後もがん体質は変わらず、がんの芽が依然として体内に潜んでいることが、私の研究から浮き彫りにされてきたのです。

がん細胞の暴走を許しているのはビタミンＤの欠乏

約60兆個とも言われる数の細胞で成り立つ私たちの体内では、遺伝子などの働きによる

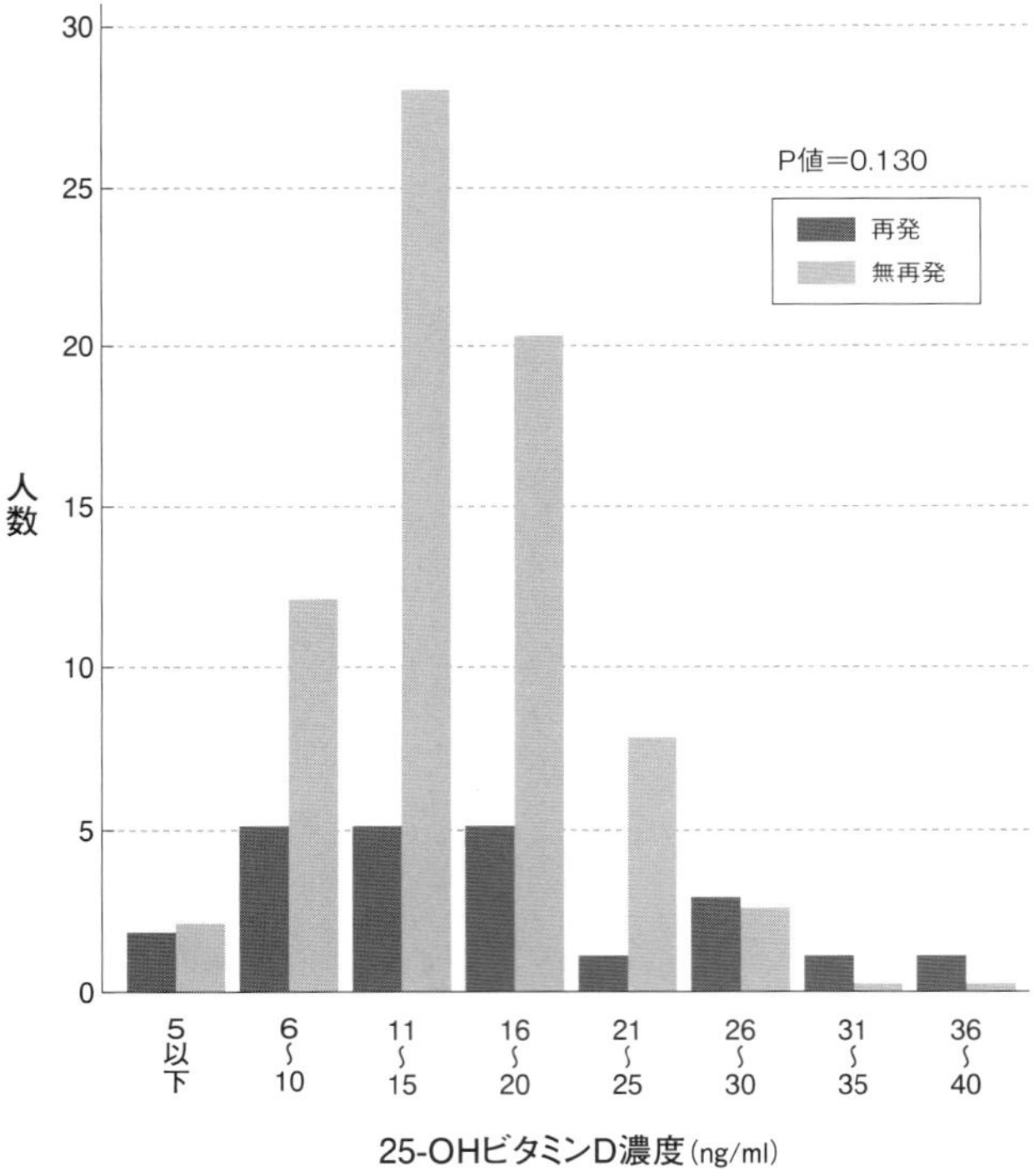

93人中	25-OHビタミンD濃度(ng/ml)
再発（23人）	16.8±9.2
無再発（70人）	15.2±5.2

図表２　大腸がん患者さんの血中ビタミンD濃度と再発・無再発

出典：古川健司「がん患者におけるビタミンD欠乏の状況と治療」

「プログラムされた細胞死」が、絶えず繰り返されています。これによって、傷ついた細胞が自滅へと誘導され、新しい細胞が生まれ出る下地が整えられるのです。

この体内に組み込まれている「**プログラムされた細胞死**」**のことを**「**アポトーシス**」**と呼びます。**これがなければ、私たちは健康体を維持するのが不可能になります。

私たちが忌み嫌うがんもまた、私たちの体内で日々発生しては、このアポトーシスによって自滅へと誘導されています。しかし、遺伝子異常などの原因によって、アポトーシスの機能が衰えると、がんは一気に自ら増殖し始めます。

これが、一般に言われるがんの正体です。

「はじめに」でも述べたように、このがん細胞の暴走を許している大きな要因が、ビタミンDの欠乏であることが、私の臨床研究でも徐々にわかってきました。

ビタミンDががん治療に効く4つの働き

では、なぜビタミンDの強化が、がん治療において重要なのか。

ビタミンDががん細胞に及ぼす働きは、主に次の4つに分けられます。

①　がん細胞の増殖の抑制。
②　がん細胞のアポトーシスの促進。
③　がん細胞の血管新生の抑制。
④　オートファジーの抑制。

以下、それぞれ順に説明していきましょう。

①の「がん細胞の増殖の抑制」とは、活性型ビタミンD（先ほど触れた1,25-OH_2ビタミンD）ががん細胞の核内に取り込まれ、「ビタミンD受容体」と結合することで、がん細胞の増殖を抑制することです（受容体とは、特定の物質から情報を受け取り、細胞機能に変化を生じさせるタンパク質の一種のこと）。

このビタミンDの増殖抑制作用は、前立腺がん、大腸がん、乳がん、血液系腫瘍細胞など、様々ながん種に対して効果的であることが報告されています。

②の「がん細胞のアポトーシスの促進」は、先に書いたように、がん治療ではなくてはな

らない大切な要素です。

③の「血管新生」とは、肉体組織がそれ自身の成長・生命維持を目的に、必要な栄養や酸素を得るために、既存の血管から新しい血管を作ることです。これは、傷の治癒や胎児及び子どもの成長などで見られますが、厄介なことに、がん細胞も自らの生存・増殖を図ることを目的として、この血管新生を行うのです。

ビタミンＤには、このがん細胞の血管新生を抑制し、がんが栄養を取り込むことを防ぐ働きがあることが確認されています。

④の「オートファジー」とは、細胞それ自体が細胞内の異常なタンパク質を分解し、リサイクルする働きを意味します。生存のための「自食」とも呼ばれています。

皮肉なことにがん細胞もまた、自らの不要なタンパク質を分解し、生存のための「自食」を行っています。がんになると、がん細胞に栄養を与える代謝活動が活発になり、オートファジーが活性化します。つまり、オートファジーは正常細胞でこそ役立ちますが、がんにおいてはがん細胞の進行を促してしまうのです。

ビタミンDにはこのがんのオートファジーを抑制し、増殖を抑える働きがあることが明らかになっています。

ビタミンDの効果を助けるビタミンAの役割

「がん細胞のアポトーシスの促進」に関しては、ビタミンDとの組み合わせで、欠かすことのできないもう一つ重要な栄養素があります。

ビタミンAです。

ビタミンAの作用としては、皮膚や粘膜の保護、免疫機能の強化、ドライアイ（目の乾燥）や夜盲症の改善などがあります。

実は、このビタミンAがビタミンDとタッグを組むことで、がん細胞の分裂過程でのアポトーシスがさらに強化されることが、研究で明らかにされています。したがって、がん治療では、ビタミンDだけでなくビタミンAの協力も必要になってくるのです。

ビタミンAは豚や鶏のレバーに含まれる一方、カボチャやニンジンなど緑黄色野菜に含まれるβ-カロチン（カロテノイド）からも合成されます。β-カロチンは必要な分だけのビタミンAを体内で作り出してくれますので、緑黄色野菜の摂りすぎがビタミンA過剰症の弊害を生むことはありません。

ビタミンＡに関する注意点

ただし、このビタミンＡに関しては、問題点が２つあります。

一つは、緑黄色野菜のβ‐カロチンによるビタミンＡの合成には個人差があり、合成能力が弱い人がいることです。ある試験では、被験者の27〜45％がこの合成能力が顕著に弱いことが報告されています。

もう一つの問題は、ビタミンＡサプリメントの服用による弊害です。ビタミンＡの代謝物質であるレチノイン酸は、抗がん剤にも使用されるほど強力な働きを持っています。

つまり、ビタミンＡサプリの服用は、危険と隣り合わせなのです。ビタミンＡの過剰摂取による主な症状は、腹痛、嘔吐、関節の痛み、食欲不振、脱毛、骨密度の低下などですが、その象徴的な事例が、いわゆる「フィンランドショック」です。

１９９４年、フィンランドで、ビタミンＡを合成するβ‐カロチンのサプリ摂取による肺がん予防の大々的な臨床試験が行われました。しかし、この臨床試験の結果は惨憺たるものでした。逆に肺がんが倍増してしまったのです。

したがって、ビタミンAサプリの服用は勧められませんが、幸いなことにビタミンAはレバーなどの食物から必要な量を摂取するのが容易です。しかも、食物から多くのビタミンAを摂取しても、余剰分は肝臓に蓄えられるので、毎日摂取する必要がありません。

β-カロチンからビタミンAの合成能力が弱い人でも、レバーの焼き鳥で言えば、週に1〜2本食べれば（30〜60g）、肝臓に十分なビタミンAが蓄えられます。

実際、本章の冒頭で私が勤務する病院の146名のがん患者さんの血中ビタミンD濃度を紹介していますが、ほとんどがビタミンD欠乏症あるいは不足だったのに対して、すべての患者さんの血中ビタミンA濃度は十分に確保されていました。

このことから、ビタミンAの補給に関しては、緑黄色野菜に加え、レバーなどの動物性食品を定期的に摂取するだけで、十分に事足りるというのが私の見解です。

コホート研究でもビタミンD不足とがん発症の関連が明らかに

問題はやはり、ビタミンDの不足です。なぜなら、すでに説明してきたように、がん患者さんのほぼすべてが、寛解、進行、再発にかかわらず、ビタミンD欠乏症であること。さらに、ビタミンＤの強化ががん治療に及ぼす有効性が判明しているからです。

私の臨床検査以外でも、そのことを裏付ける臨床研究が諸外国を含めて数多く残されています。

生活習慣が、がんや脳卒中などの現代病とどう関わっているのか。それを長期的に調査研究するために、全国11保健所や国立がん研究センター、国立循環器病研究センターなどが共同して取り組んできた、「多目的コホート研究」（JPHC Study）と呼ばれるものがあります。「コホート研究」とは、疾病などの異常にさらされている集団とさらされていない集団に対し、長期の追跡観察を行うことで、その異常の因子や将来的な異常の発生を検討、予測する研究を指します。

この多目的コホート研究では１９９０年から１９９５年にかけて、40～69歳の男女約３万４０００人の健康診断などで採取した血液を保存。血中ビタミンＤ濃度とがん罹患リスクとの関連を観察するために、２００９年まで追跡調査をしました。

その間、がんの罹患を確認した人は３７３４人。この対照グループとして、がんを発症しなかった人のなかから４４５６人を無作為に選出しました。

その結果が図表３です。

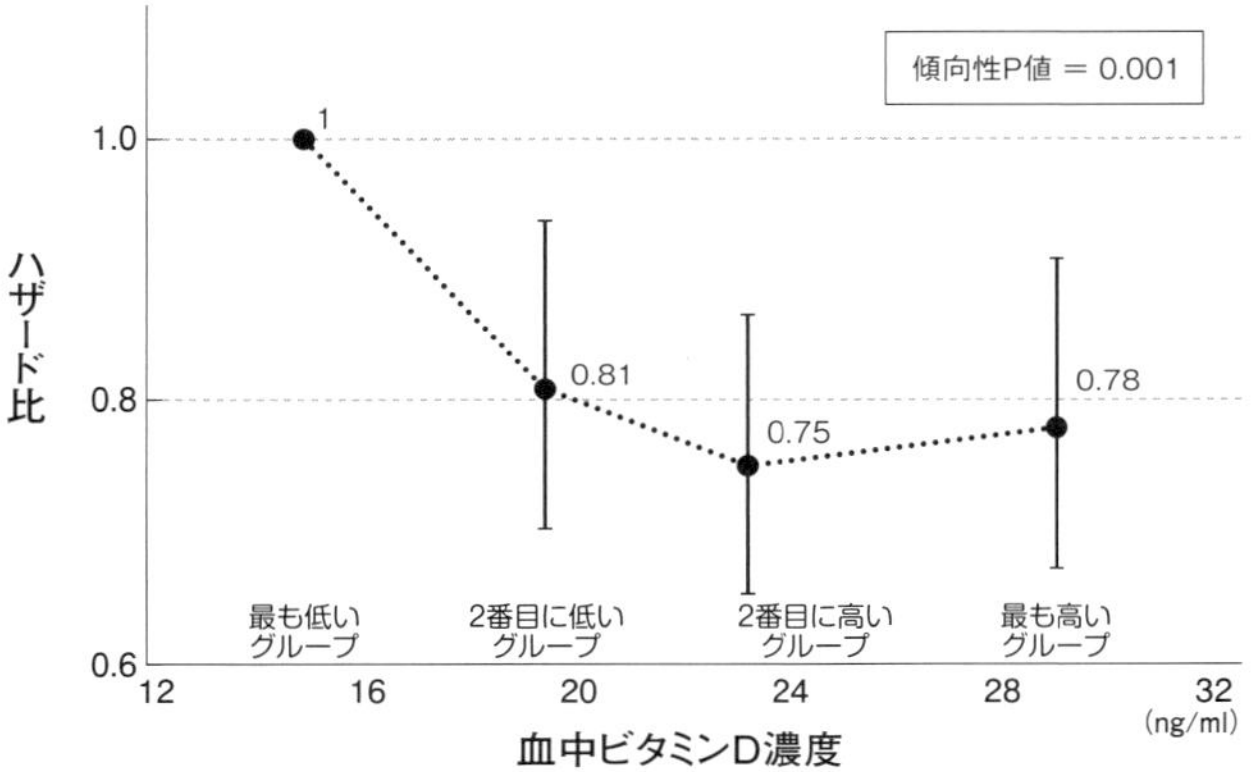

図表3　血中ビタミンD濃度とがん罹患リスク

出典：https://epi.ncc.go.jp/jphc/outcome/8099.html

血中ビタミンD濃度が最も低いグループのハザード比（相対的な危険度を比較する統計学上の用語）を1として、2番目に濃度が低いグループ、2番目に濃度が高いグループ、最も濃度が高いグループに分けたものですが、図にあるように2番目に低いグループのハザード比が0・81、2番目に高いグループのそれが0・75となっています。

2番目に濃度が高いグループに関して言えば、最も低いグループに比べて、がん発症のリスクが25％低下していることがわかります。

これに対して、血中ビタミンD濃度が最も高いグループのハザード比は0・78（リスクは22％低下）。2番目に高いグループと比較してがん発症リスクがわずかにアップしているものの、統計的に有意な差は認められませんでした。このことは血中ビタミンD濃度が一定量確保されていれば、がん発症の抑制として働くことを物語っています。

部位別のがん罹患リスク

さらに図表4は、がん発症リスクを部位別に見たもので、血中ビタミンD濃度が最も低い群を基準として、最も高い群とのハザード比を示したものです。

肝臓がんや乳がん、胆道がん、リンパ腫、肺がんなどのハザード比に顕著な相違が見て取れます。なかでも肝臓がんのそれは0・45。血中ビタミンD濃度が30ng／mℓ程度確保されていることで、55％も発症リスクが低下しているのがわかります。

一方、甲状腺がんや白血病は、ハザード比について、統計的に有意な差がほとんど見られませんでした。また、胃がんやすい臓がん、大腸がんなどの消化器系がん患者さんに関しても、対照グループと比較して血中ビタミンD濃度はやや低いものの、ハザード比に有意な差は見られませんでした。

前記したようにこれらの臓器は、主に消化吸収を司っています。したがってビタミンDの吸収に問題があると考えられます。

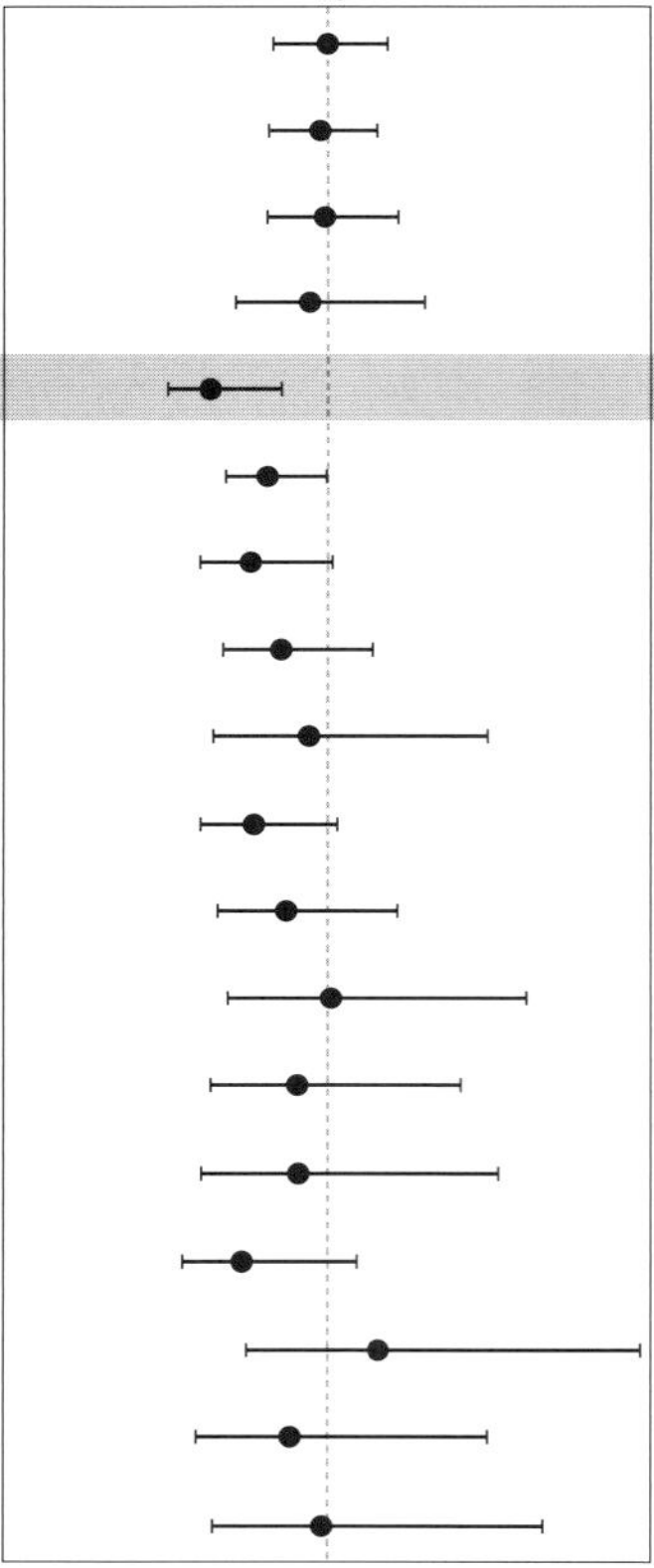

	最も低いvs最も高いハザード比※	傾向性P値
胃	0.99 (0.76-1.29)	0.88
大腸	0.95 (0.73-1.23)	0.48
結腸	0.98 (0.72-1.33)	0.68
直腸	0.92 (0.58-1.46)	0.66
肝臓	**0.45 (0.26-0.79)**	**0.006**
肺	0.72 (0.52-1.00)	0.06
前立腺	0.64 (0.41-1.02)	0.07
乳	0.78 (0.51-1.21)	0.12
食道	0.91 (0.47-1.75)	0.83
胆道	0.65 (0.40-1.04)	0.09
すい臓	0.80 (0.49-1.33)	0.39
白血病	1.01 (0.53-1.92)	0.91
腎臓	0.85 (0.45-1.62)	0.61
膀胱	0.85 (0.41-1.79)	0.64
リンパ腫	0.60 (0.32-1.13)	0.13
甲状腺	1.22 (0.61-2.45)	0.59
子宮体	0.82 (0.38-1.75)	0.63
卵巣	0.96 (0.46-2.00)	0.92

※血中ビタミンD濃度が最も低いグループを1とした場合の、最も高いグループのハザード比

図表4　血中ビタミンD濃度とがんの部位別罹患リスク

出典：https://epi.ncc.go.jp/jphc/outcome/8099.html

にもかかわらず、なぜ対照グループとの比較で、ハザード比に有意な差が見られなかったのでしょうか。

この理由として、対照グループの血中ビタミンＤ濃度の平均値も低かったことが考えられます。

つまり、がんを発症していない人も、がん患者さん同様、ビタミンＤ不足に陥っている可能性が、ここで浮かび上がってくるのです。

海外の研究結果

諸外国では大腸がんと乳がんの発症リスクが、ビタミンＤの補充によって低下することが、多くの研究から明らかになっています。

２００４年、ハーバード大学のフェスカニッヒ博士らは、３年間の追跡期間で血中ビタミンＤ濃度と大腸がん発症のリスクを調べ、以下のような臨床結果を報告しました。

血中ビタミンＤ濃度が30㎚／㎖以下の人は、それ以上の濃度の人に比べて、大腸がんの発症リスクが２倍になる。

また、２００７年に「American Journal of Preventive Medicine」誌に発表されたカリフォルニア大学のゴーハム博士らの研究では、血中ビタミンＤ濃度が33ng／mℓ以上の場合、12ng／mℓ以下の人たちと比べて、大腸がんのリスクが50％低くなることが報告されています。

このことに関連して、２００８年には、ハーバード大学のエンク博士らが、普段から血中ビタミンＤ濃度が高い人は、たとえ大腸がんを発症しても、死亡するリスクが低いことを、11年間の追跡研究から導き出しました。

米国のフリードマン博士らの研究チームは、17歳以上の１万６８１８人のうち大腸がんで死亡した５３６人を対象に、ビタミンＤ濃度を３つのグループに分けた追跡研究を行っています。

12年もの歳月をかけたこの追跡研究では、血中ビタミンＤ濃度が20ng／mℓ未満の死亡者数を１００％とした場合、20〜30ng／mℓ未満で44％、30ng／mℓ以上では28％と、死亡者数が減少するという顕著な結果を導いています。

このように、大腸がんはビタミンＤが最も強力に作用するがんの一つであることが、諸外国で明らかにされています。

カルシウムの大腸がん抑制効果

ビタミンＤがとりわけ大腸がん治療に有効な理由は、前記したがん細胞に対するビタミンＤの４つの作用に加えて、ビタミンＤにはカルシウムの吸収を助ける働きがあるからだと考えられます。なぜなら、そのカルシウムが大腸がんの予防に一役買っているからです。

カルシウムによる大腸がん予防の仕組みは、まず腸管から吸収されたカルシウムが、腸管内腔の上皮細胞を刺激し、活性化させます。それによって、がんの発生を促進する脂肪酸や二次胆汁酸がカルシウムに吸着され、がん細胞の増殖や分化にブレーキがかかると考えられています。

カルシウムの大腸がん抑制効果。このことを裏付けるようなアンケート調査が、かつて国立がんセンターで行われました。

対象者は45歳から74歳までの男女。細部にわたる食習慣を調査した上で、そこから１日当たりのカルシウムとビタミンＤの摂取量を算出、グループごとに5年の歳月をかけて大腸がんの発生率を割り出したものです。

その結果、カルシウムの摂取量が多い（１日７００㎎以上）男性は、大腸がんのリスクが

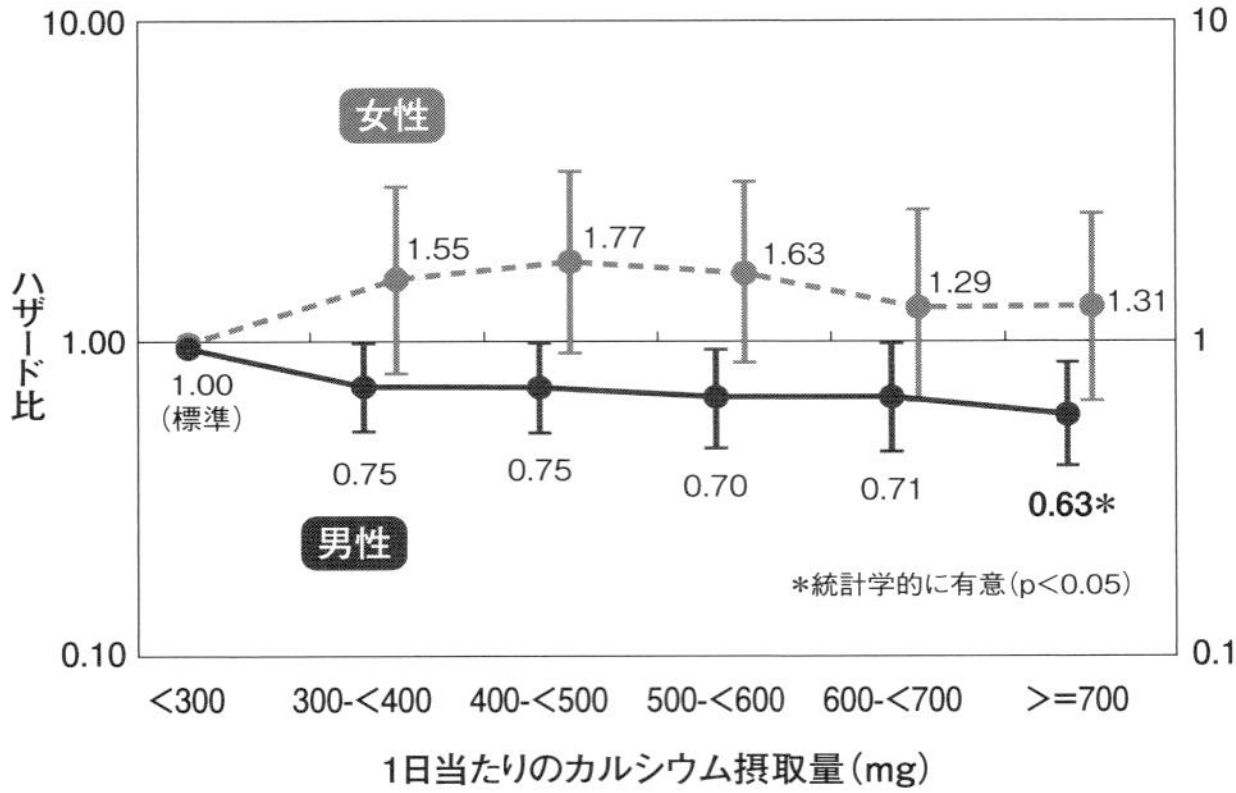

図表5　カルシウム摂取量と大腸がんの危険度

出典：Ishihara J「Dietary calcium, vitamin D, and the risk of colorectal cancer.」

40％近く低くなる可能性が示されました（図表5）。女性の場合は有意な関連性は見られなかったものの、大腸がん予防にはカルシウムとその吸収を助けるビタミンDの摂取が、少なくとも男性には有効であることが明らかになったのです。

コホート研究における大腸がんリスク

こうした結果を受けて、前出の多目的コホート研究でも、血中ビタミンD濃度と大腸がん発症リスクとの関連を調査しています。

保存血液を用いて血中ビタミンD濃度を低値から高値の4つのグループに分け、大腸がんになるリスクを比較したものです。図表6にあるように、血中ビタミンD濃度が高い男性では20〜30％ほどそのリスクが低下し、女性に関してはビタミンDと大腸がんリスクの関連は、ほとんど見られませんでした。

ところが、大腸の部位別で調べてみると、直腸がんや結腸がんと血中ビタミンD濃度に、顕著な関係が見られたのです。

なかでも直腸がんです。

図表7は血中ビタミンD濃度の最小群を1として、男女それぞれ第二群、第三群、最大群と4グループに分けて、ビタミンDと直腸がんのリスクをオッズ比で表したものです。

オッズ比とは2つの事象のうち一つの事象が起こる確率を数値化したものです。この場合は直腸がんにならなかった人と直腸がんに罹患した人という2つの事象のうち、罹患した人の確率を表したもので、1・0よりもオッズ比が高ければリスクが上昇し、それよりも低ければリスクが低下することを意味します。

グラフを見てわかるように、直腸がんのオッズ比は、血中ビタミンD濃度が高い群で男女とも（特に男性）顕著に低くなっています。

このことから、ビタミンDの体内での十分な合成が、大腸がんそのもののリスクを低下させるのではないかと、私は考えています。

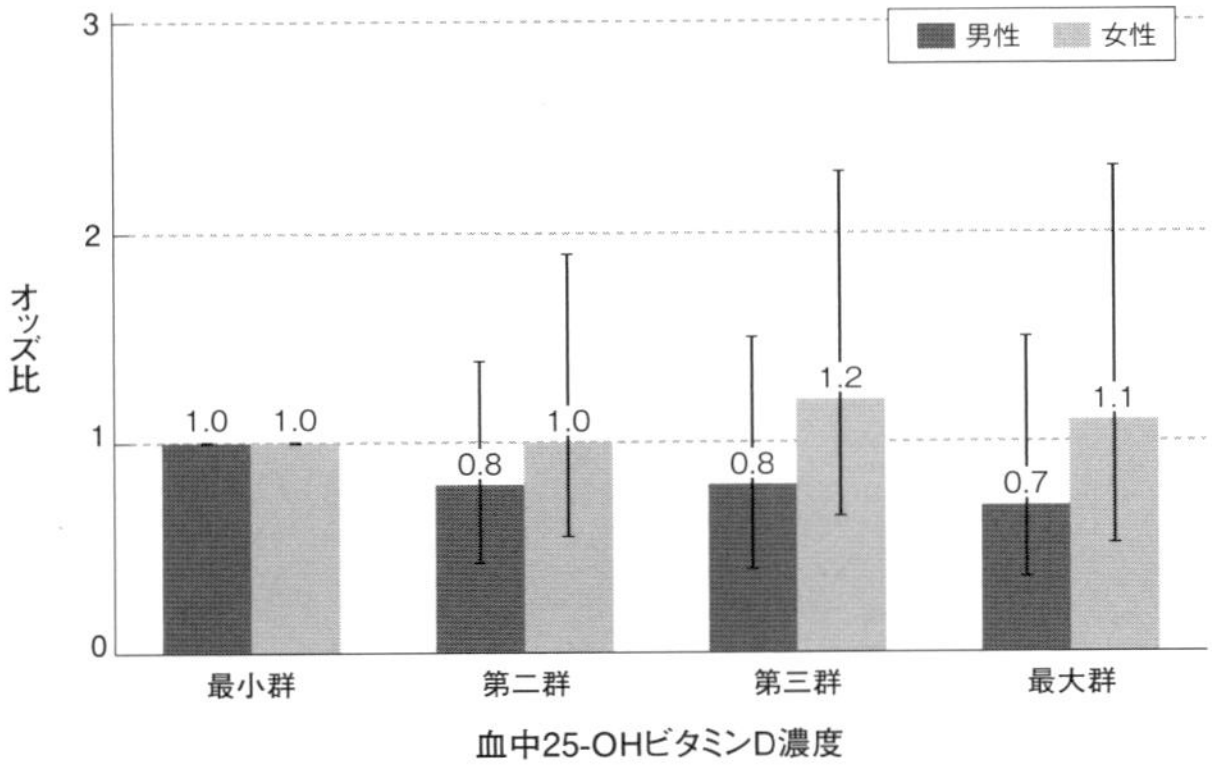

図表６　ビタミンDと大腸がんリスク

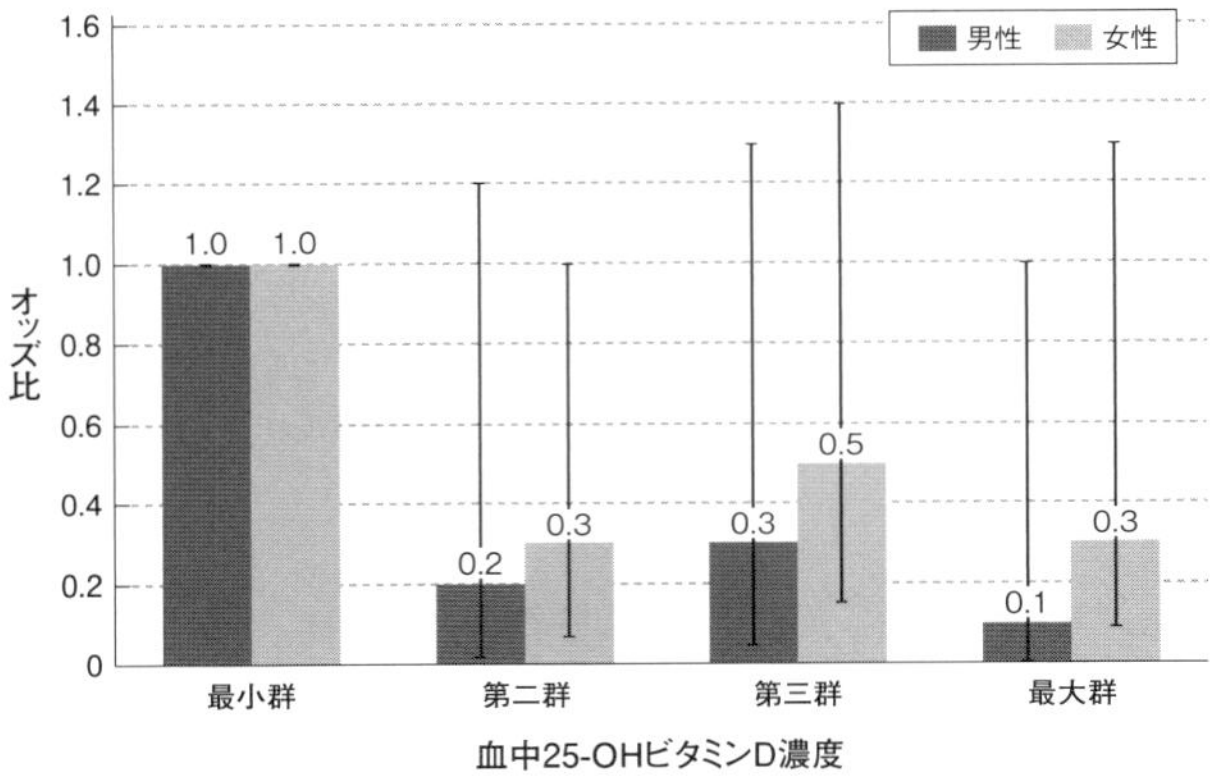

図表７　ビタミンDと直腸がんリスク

出典：Otani T, Br J Cancer 97(3):446-51,2007.

ビタミンDが乳がん発症リスクを低下させる

一方、乳がんは女性のがんのなかで最も罹患率が高いことで知られています。日本人女性では約11人に1人、米国人女性では約8人に1人が発症すると言われ、乳がんの増加が世界的な問題になっているほどです。これは、牛肉や乳製品に代表される食生活の欧米化が、大きな原因の一つとして考えられています。

乳がんの発生には女性ホルモンの一種であるエストロゲンが大きく関わっています。エストロゲンが乳がん細胞のエストロゲン受容体と結びつくことで、がん細胞の分裂・増殖が促されるためです。50歳前後に発症率のピークを迎え、閉経後はエストロゲン濃度の低下に伴い、発症率も下がっていきます。

実は、大腸がんだけでなく、この乳がんの発症リスクも、血中ビタミンD濃度と大きく関わっていることが、諸外国の研究で明らかになっているのです。

2006年4月、米国がん研究協会は1760人の女性を対象に、ビタミンD摂取量の増加が乳がん発症のリスクを大幅に下げると発表しました。

ビタミンD濃度	52ng/ml以上	13ng/ml未満
乳がんのリスク	0.5	1

図表8　ビタミンDと乳がんリスク

出典：Garland CF「Vitamin D and prevention of breast cancer: pooled analysis.」

図表8は、血中ビタミンD濃度が13ng／mℓ未満の欠乏症群の乳がん発症率を1として、52ng／mℓ以上の高濃度群の発症リスクを示したものです。血中ビタミンD濃度が52ng／mℓ以上の乳がん発症率が、欠乏症群の半分に低下しているのがわかります。

また、カナダ・トロント大学のグッドウィン博士らの研究チームは、1989年から1996年にかけて乳がんと診断された512人の患者さんを対象に11年以上の追跡調査を行い、2008年の米国臨床腫瘍学会で、その調査結果を発表しています。

それによると、512人のうち、乳がんと診断されたときの血中ビタミンD濃度は、欠乏群が192人、不足群が197人、正常群が123人と、全体の76％もの患者さんが正常値を下回り、40％近くが欠乏症であることがわかりました。

研究対象となった512人は、すべて乳房切除術や腫瘍摘出術を受けています。追跡期間において、そのうちの116人に再発が見られ、1

０６人が亡くなっていますが、そのほとんどに血中ビタミンＤ濃度の欠乏または不足の因果関係が認められました。

同研究チームは、乳がん発症率の高い低年齢（50歳以下）、肥満度を表すＢＭＩ（体格指数。体重／身長の二乗で求められ、25以上が肥満）の高値、高い腫瘍グレードなどの要因が、こうしたビタミンＤ不足を招いたのではないかと報告しています。

さらに、血中ビタミンＤ濃度の正常群と欠乏群において、同研究チームは施術から5年後、10年後の無転移率、生存率も比較調査しています。

10年後の結果は以下の通りです。

正常群＝無転移率83％。生存率85％。
欠乏群＝無転移率69％。生存率74％。

正常群と欠乏群で、統計的に有意な差があったのです。これは、ビタミンＤの存在が、予後にも大きく関わってくることを示しています。

「トリプルネガティブ乳がん」とビタミンD

乳がんと言えば、特に厄介視されているのが「トリプルネガティブ乳がん」と呼ばれるものです。

これは、女性ホルモンであるエストロゲンとプロゲステロンの受容体、さらにがんの増殖に関係するHER2（ハーツー）というタンパク質を持たないがんのことです。つまり、エストロゲン受容体陰性、プロゲステロン受容体陰性、HER2陰性と3つが陰性（ネガティブ）。これが、トリプルネガティブと呼ばれる所以です。

このトリプルネガティブ乳がんは、ホルモン療法や、HER2を標的とした分子標的薬の投与が意味を成さない、予後の悪いがんとして知られています。乳がん全体の10～15%を占め、とりわけ血中ビタミンD濃度が低いこともわかっています。

このことは、ビタミンDの積極的な摂取が、トリプルネガティブ乳がんの治療や予防に役立つことを示しているでしょう。

海外に次のような症例があります。

病理検査でトリプルネガティブと診断された再発乳がんに対し、乳房切除術までの3週間を利用して、1日250μg（マイクログラム。1マイクログラム＝100万分の1グラム）

のビタミンDの補充と、後記するケトン食を厳格なまでに実施しました（ビタミンDの重量の国際単位は「ＩＵ」。日本は㎍単位で表記。１㎍＝40ＩＵ）。

その結果、がんにプロゲステロンの受容体が発現していたことが、術後の病理検査で確認されたのです。

夜勤と乳がんの関係性

乳がんの発症に関しては、食生活の欧米化以外にも、社会環境因子として「夜勤」を指摘する声が、最近になって多くなってきました。

実は、米国の大学病院に勤務する看護師７万８５６２人を対象とした、10年にわたる長期間の疫学調査における観察記録が残されています。

それによると、月に３回以上の夜勤を30年以上務めた看護師の乳がん発症率が、日中勤務だけの看護師と比較して、１・３６倍高くなっていたのです。男性看護師では前立腺がんの発症率が高まることが報告されています。

これに関連して、デンマークの看護協会も女性看護師会員を対象とした、乳がん罹患のリスクを調査しています。その報告の一つに、「日勤—深夜勤」の２交代制勤務の看護師は、

「常日勤」の看護師と比べて乳がん罹患リスクが高くなり、深夜勤が732回以上の看護師では、2・6倍もの確率で乳がんを発症するというものがあります。

また、「日勤─準夜勤（夕方から深夜まで）─深夜勤」の3交代制勤務の看護師は、経験回数にかかわらず、常日勤看護師の2倍近くの確率で乳がんを発症するとも報告しています。

一方、ハーバード大学の研究チームは、旅客機の客室乗務員（キャビンアテンダント）が「すべてのがんの罹患率の平均を上回る」と報告しています。

2014年から2015年にかけて5366人の客室乗務員を調査したところ、乳がん発症のリスクが一般女性の1・5倍。皮膚がんの一種である悪性黒色腫（メラノーマ）の発症率も、一般の2倍以上に上ることがわかったのです。

客室乗務員も国際線では深夜勤務を余儀なくされます。ただし、彼女たちの乳がん発生に関しては、宇宙空間を飛び交う放射線などの影響を指摘する声もあり、深夜勤という環境因子だけがその大元ではないことを付け加えなければならないでしょう。

メラトニンの抗がん作用

それでも、深夜勤務ががん発症の引き金になりうること自体、根拠のない話ではありません。

深夜に働く人は、日中寝ていることが多く、日光を浴びる時間が短くなります。そのためビタミンDの皮膚合成の低下は避けられません。一方で睡眠ホルモンであるメラトニン分泌の減少も問題視されています。

昼夜逆転の生活をしている人や電気をつけて寝る人は、深夜の暗闇で寝る人に比べて、このメラトニンが5分の1程度しか分泌されないという研究報告があります。

メラトニンは睡眠を誘発するホルモンですが、それ以外にも私たちの体で有効な働きをしてくれています。その一つが強い抗酸化作用であり、がん細胞やウイルスを攻撃する免疫細胞を活性化することです。

このメラトニンの抗がん作用は、特に乳がんに有効だとする報告もあり、がん発症のリスクを低下させるためにも、深夜帯の十分な睡眠が必要になってくるのです。

前立腺がんとビタミンD

前立腺がんの発症リスクは、環境因子や遺伝的要因の関与が強いと言われています。

遺伝的要因で言えば、前立腺がん罹患者の4分の1に家族歴があることがわかり、9％が遺伝によって発症すると見られています。また、父親が前立腺がんの場合、その息子の発症リスクは2・12倍になり、兄弟が前立腺がんを発症した場合も、その発症リスクは2・87倍になるという報告があります。

一方、環境因子では、日照時間が短く、紫外線の少ない地域に多く発生するという北米のデータが知られており、欧米諸国で罹患率が高く、アジア諸国では低いとされてきました。

しかし、昨今では日本でも前立腺がんの発症率は上昇の一途を辿り、2020年には1995年の5・9倍にもなると予想されています（すべてのがんの種類のなかで、最も増加率が高いとされる）。食生活の欧米化や高齢化、さらにPSA（糖タンパク質）による早期診断が普及したことなどが要因として考えられますが、ここでもビタミンD欠乏との因果関係が浮き彫りにされています。

フィンランドのアホーネン博士らは、前立腺がんと血中ビタミンD濃度の関係を調べるために、約1万9000人の中年男性を13年にわたって追跡調査しました。このうち149人が前立腺がんを発症し、それを元に以下のような調査結果を報告しています。

血中ビタミンＤ濃度が12ng／mℓ以下の人は、22ng／mℓ以上の人に比べて、前立腺がん発症のリスクが70％高くなる――。

ただし、同調査では、ビタミンＤの短期的な補充が、前立腺がん発症のリスクを低下させるという結論は控えられています。

すい臓がんとビタミンＤ

一方、すい臓がんは初期症状がなく、がんのなかでも発見が遅れがちながんです。術後の予後も極めて悪く、３年生存率はわずか15％。罹患率と死亡率の差がほとんどない厄介ながんとしても知られています。

危険因子として、家族歴や遺伝性のすい炎などが挙げられているものの、たとえば、どんな食べ物がすい臓がんを発症させるのかなど、はっきりしたことはわかっていません。

ただし、すい臓がんの発症因子は、日照時間との関係で早くから注目されていました。１９８０年代には、すい臓がんの発症及びそれによる死亡率は、日照時間の短い北欧など高緯度地域で高く、東南アジアなど低緯度地域では低い傾向にあることがわかりました。同じ頃、日本でも九州や沖縄など低緯度地域に比べて、東北や北海道など高緯度地域においてすい臓がんの発症率が高いことが確認されています。

このことから、米国サンフランシスコのグラント博士らは、それまで報告されていた乳がんや大腸がんだけでなく、すい臓がん発症のリスクも、日照中の紫外線を適度に受けることで低くなると報告しています。

この報告を受けて、米国サンディエゴのモール博士らが血中ビタミンD濃度との関係を調査し、血中ビタミンD濃度が30ng／mℓ以上であれば、すい臓がん発症のリスクが低下することを突き止めています。

また、米国シカゴのスキンナー博士らは、ビタミンDとすい臓がん発症の関連において、12万人以上を対象とした大規模調査を行いました。その結果、1日当たり10μgのビタミンD摂取が、すい臓がん発症のリスクを43％低下させたと報告しています。

ただ、この報告では、1日10μg以上摂取しても、それ以上リスクが低下することはありませんでした。そのため、ビタミンDの補充がすい臓がんを予防するというより、その欠乏や不足がすい臓がん発症の因子となり、それを悪化させるのではないかと、私は考えています。同時にそれは、血中ビタミンD濃度が低いと予後が悪く、高いと予後が良好であることを示唆しているでしょう。

私が経験したすい臓がんの症例で、根治切除ができないまま、標準治療を受けながら2年以上の長期生存をしているステージⅣの患者さんがいます。

その患者さんの血中ビタミンD濃度を計測したところ、28ng／㎖。正常範囲には届かなかったものの、すい臓がんの患者さんのなかでは高値であることがわかったのです。その患者さんは、特にビタミンDの強化は行っていませんでした。

このことから、たとえ生存率が低いすい臓がんであっても、予後の良好な患者さんは、元々血中ビタミンD濃度が適度に保たれていたのではないかという予想が成り立つのです。

肺がんとビタミンD

肺がんもすい臓がんと並んで、罹患率と死亡率の差がそれほどない、これまた厄介ながんの一つです。がん部位別の死亡率では、男性が1位、女性が2位となっています。

肺がんは「小細胞肺がん」と「非小細胞肺がん」に大別されます。小細胞肺がんは増殖スピードが速く、転移もしやすい悪性度の高いがんです。

一方、非小細胞肺がんは、腺がん、大細胞がん、扁平上皮がんに分けられます。このうち、日本人に最も多いのが腺がんで、男性患者さんの40％、女性患者さんの70％が罹患しています。


この肺がん発症リスクとビタミンD摂取量の関連は、他のがんのそれと違って、論争の的になってきました。発端の一つが、中国・武漢市第五病院のウェイ博士らによるメタ解析（複数の研究の結果を統合することで、より客観的に分析すること）から導かれた報告です。

その内容は、高用量のビタミンD摂取は肺がんのリスクをかえって高め、1日2・5㎍という少量のビタミンD摂取が、肺がんのリスクを2・4％下げる。したがって、ビタミンDによる肺がんの予防効果は、限定的であるというものでした。

しかし、この報告には疑問の余地があるでしょう。重要なのは、ビタミンDの経口摂取の量ではなく、血中のビタミンD濃度を正常値に保つことなのです。

私の手元に、ハーバード大学のゾウ博士らが、6年間追跡した早期の非小細胞肺がん患者さん４４７人の、血中ビタミンＤ濃度と生存率に関する資料があります。

６年間の追跡調査において、このうち２３４人が亡くなり、再発群は１６１人、無再発者は52人。血中ビタミンＤ濃度が高いほど生存率も高いという結果が報告されています。

具体的には、血中ビタミンＤ濃度が10・２ng／mℓ未満の人との対比で、21・６ng／mℓ以上の人は死亡リスクが26％低下。なかでもステージⅠＢ～ⅡＢの進行がんでは、65％も死亡リスクが低下していました。

再発のリスクに関しても、前記の血中濃度との比較で、21・６ng／mℓ以上の人は８％低下。ステージⅠＢ～ⅡＢの進行がんでも25％低下しているなど、顕著な差が出ています。

このことから導かれる結論は、肺がんのなかで、少なくとも早期の非小細胞肺がんに関しては、血中ビタミンＤ濃度を高値に保つことが、生存率をアップさせ、再発の防止にも貢献するということです。


以上のように、ビタミンＤの血中濃度が、大腸がんや乳がんをはじめとする多くのがんの発生やその抑制に関わっていることが、多数の研究から明らかになっています。

日光浴によるビタミンD合成と皮膚がん発症リスク

詳しくは次章に譲りますが、ビタミンDは紫外線を浴びることで皮膚で合成することができます。それも、食物から摂取するよりも、適度な時間、日光を浴びるほうが、より効率的に合成することができるのです。

しかし、一方で紫外線の浴びすぎが、皮膚の老化を加速させ、皮膚がん発症のリスクを高めるなど、日光浴に両刃の剣のような性質があることは否定できないでしょう。

これに関連した興味深い報告が、2013年の「New England Journal of Medicine」誌に掲載されました。

米国に住む黒人と白人の計2085人を対象に、血中ビタミンDと血中ビタミンD結合タンパク質（ビタミンDに特異的に結合し、各組織へと運ぶタンパク質）の濃度をそれぞれ調査したものです。

その結果、血中ビタミンDと血中ビタミンD結合タンパク質の濃度のいずれも、黒人のほうが低く、ビタミンD濃度は白人の平均値25・8ng／mℓに対して、黒人は15・6ng／mℓ。白人のビタミンD不足状態に対して、黒人は完全な欠乏状態にあることがわかったのです。

この結果はある意味、当然でした。というのも、アフリカ系などの黒人の皮膚は、元々強い日差しに長時間晒される条件に適したもので、色素沈着によってビタミンＤの合成能力が低く抑えられているからです。

その黒人が日照時間の短い北欧をはじめとする諸外国に赴いたり永住したりすると、風邪などの感染症やがんを発症しやすいという報告もあります。皮膚によるビタミンＤ合成能力の非活性化が、その要因として考えられています。

米国カリフォルニア大学サンディエゴ校医療センターのセドリック・ガーランド博士らは、２００５年に、毎日25㎍のビタミンＤを摂取することで、大腸がんや乳がん、卵巣がんなどの発症リスクを最大で50％低下させることができるとする調査報告を出しました。

そのなかで同博士は、アフリカ系アメリカ人女性のがんによる死亡率が、同年齢の白人女性よりも高いこと、さらに大腸がんや卵巣がん、前立腺がんの生存率も、アフリカ系アメリカ人のほうが低いことに言及しています。

そのことから、同博士は、弊害もある紫外線からビタミンＤを合成するより、むしろビタミンＤを多く含む食物やビタミンＤサプリメントの積極的摂取を推奨しながらも、こうコメントしています。

「しかし、肌の色が黒い人びとが適量のビタミンDを合成するには、太陽光の摂取量を増やす必要がある」

がん治療・再発予防に必要な血中ビタミンD濃度は？

くどいようですが、がん患者さんのほとんどはビタミンDの欠乏症に陥っています。がん治療をスムーズに展開させるためには、後記するがん治療に特化した「免疫栄養ケトン食」（第4章参照）に加え、ビタミンDの強化も視野に入れなければ、十分な効果を得られないのではないかというのが、いまの私の見解です。

では、がん治療およびその再発予防において、患者さんの血中ビタミンD濃度はどれぐらいなければならないのでしょうか。

一つの指針を与えてくれたのが、前出のガーランド博士らがまとめた研究報告です。

同研究チームは、日照時間の短い高緯度に住む人の血中ビタミンD濃度を統計的に調べ、その濃度が低ければ低いほど、結腸がんや乳がん、肺がん、膀胱がんなどのリスクが高くなることを報告しました。

さらに、血中ビタミンD濃度が高い集団にまで調査対象を広げたところ、その血中濃度が高ければ高いほど、発がんリスクが低下していることを見出しています。

調査対象者は合計5038人。血中ビタミンD濃度が60ng／mℓ以上の群の発がんリスクが、血中ビタミンD濃度20ng／mℓ未満の群に比べて、82％も低くなっていることを突き止めたのです。

ここから同博士が導いた、がん治療およびがん予防に必要な血中ビタミンD濃度は、次の数字です。

60ng／mℓ以上——。

たしかに、私の臨床でも、亡くなる前の患者さんは、血中ビタミンD濃度が一気に急下降しています。

「はじめに」で紹介したAさん。彼は多発性肝転移を伴うステージⅣのすい臓がんで、私が初めてビタミンD濃度を測定した患者さんでしたが、測定不能の4ng／mℓ以下の欠乏症中の欠乏症でした。

Aさんが29歳の若さで亡くなったのは、その検査結果を知った2か月後のことです。

その後も同じすい臓がんの患者さんが、ビタミンDの欠乏とリンクする形で亡くなり、私をさらに打ちのめしました。

こうしたことが、私が展開してきた「免疫栄養ケトン食」に、ビタミンDを強化するきっかけを与えてくれました。

それでは、何をもってビタミンD摂取の強化を図ればいいのでしょうか。

どうやってビタミンDを摂るか

厚生労働省が目安とする一般成人のビタミンD摂取量は、2019年現在、**1日5・5～100μg**です。しかし、日光を浴びる機会が減っただけでなく、ストレスにも晒される現代人が、食べ物のみでこれだけのビタミンDを摂取できるでしょうか。

ビタミンDは魚類やキノコ類に多く含まれています。なかでもサケからは一切れ（80g）で約26μg、干したキクラゲからは2gで約2・6μgのビタミンDを摂取できますが、サケで換算した場合、1日100μgのビタミンDを得るためには、毎日4切れも食べなければならないのです。

英国の著名な栄養士ロブ・ホブソン氏は、ビタミンDの日々の必要量を食べ物から摂取することは不可能ではないとしつつも、その２割程度しか摂取できないのが現実であるとしています。

そうなると、紫外線対策などによって日光をあまり浴びなくなった現代人は、十分なビタミンＤを摂取できていないということになります。

特に、**皮膚の老化で紫外線からビタミンＤを合成しにくくなった高齢者にとっては、ビタミンＤの補充がことさら困難になる**でしょう。加えて、高齢になると食が細くなるものです。食べ物から適量のビタミンＤを摂取するのは容易ではありません。

米国老年医学会でも、**健康維持のために血中ビタミンＤ濃度は30ng／mℓ以上を必要とし、1日１００μgのビタミンＤ摂取を推奨しています**が、現実はなかなか厳しいものがあるのです。

ましてや、がんの支持療法の一環としてのビタミンＤ強化となれば、その摂取量は絶対的に不足していることになります。

つまり、ここでは**厚労省が耐容上限量とする１００μg以上の摂取も視野に入れなければならない**のです。

前述したように、米国老年医学会では、健康維持のために血中ビタミンＤ濃度は30ng／mℓ

以上を必要とし、1日100μgのビタミンDの摂取を推奨しています。

これらのことから、私はサプリメントからビタミンDを補充することが、最も有効な手段であるという結論に至っています。

サプリメントを用いたがん患者さんへのビタミンDの補充

そこで、まず私は、術後無再発群も含めた109人のがん患者さんに、一錠に25μgのビタミンDが含まれるサプリを使って、がんの有無や血中ビタミンD濃度の欠乏レベルに応じた量の服用を3か月の期間を設けてお願いしました。

具体的には以下の通りです。

サプリ服用0錠群7人、サプリ服用1日1錠群16人（25μg）、サプリ服用1日2～3錠群20人（50～75μg）、サプリ服用1日4～6錠群66人（100～150μg）。このなかで、1日2～3錠群の20人は術後無再発群、1日4～6錠群の66人は再発群です。いずれも深刻な欠乏レベルにあった患者さんたちです。

では、3か月後、患者さんたちの血中ビタミンD濃度は、どう変化したのでしょうか。

それをまとめたものが、図表9です。

サプリの補充量と人数	治療前(ng/ml)	治療3か月後(ng/ml)
サプリ0錠(7人)	20.0±4.9	21.3±5.1
サプリ1錠(16人)	16.2±5.4	29.2±5.7
サプリ2〜3錠(20人)	13.6±4.1	33.1±8.6
サプリ4〜6錠(66人)	14.5±6.9	46.1±14.5

※ビタミンD欠乏群（20ng/ml未満）の患者さんに、1錠25μgのサプリを補充。

図表9　サプリを用いたがん患者さんへのビタミンDの補充

出典：古川健司「がん患者におけるビタミンD欠乏の状況と治療」

サプリ0錠群の血中ビタミンDの平均濃度が、3か月後も統計的に有意な差がなかったのは、当然と言えば当然でしょう（±は平均値を取る上で、上下の数字の開きを表すもの）。

しかし、サプリ1錠群の平均濃度は、欠乏症の16・2ng／mℓから不足の29ng／mℓに上昇。2〜3錠群は欠乏症の13・6ng／mℓから正常値突入の33・1ng／mℓに改善し、4〜6錠群に至っては、14・5ng／mℓから一気に46・1ng／mℓへと、有意に上昇しました。

サプリ服用者の血中ビタミンD濃度の平均値は、39・0ng／mℓ。ビタミンD欠乏率も84%から6%へと一気に改善されています。

さらに、高カルシウム血症や腎機能障害な

どのビタミンD過剰症になった患者さんもいませんでした（3か月に1回の血液検査で、正常値になった患者さんは、ビタミンDサプリの摂取を1日50～100㎍へと減量しています）。

そのため、私はがん治療において、**1日に最低でも50㎍、症状によっては100～150㎍のビタミンDを摂取する必要があると結論付けています。**がん患者さんは総じてビタミンD欠乏症であることに加え、腸管でのビタミンDの吸収能力が低下していると考えられるからです。

ビタミンD摂取の注意点

ビタミンD摂取の強化が、がん患者さんにどんな驚くべき予後をもたらしたのか。それは第4章で説明するとして、ここでは経口ビタミンDについての要注意事項を書き加えておきます。

経口ビタミンDには、大別して3種類あります。肝臓と腎臓での代謝を受ける非活性型のビタミンD、肝臓での代謝待ちの活性型ビタミンD、そして肝臓と腎臓での代謝が不要の最終活性型ビタミンDの3種類です。

このうち、後者2つの活性型ビタミンDは、骨粗しょう症やくる病などの治療ため、病院で処方される医薬品です。

ビタミンＤ強化のために、これらの活性型を服用するのは要注意です。なかでも肝臓と腎臓を経由せず、血中に流れる最終活性型は、副甲状腺ホルモンの分泌を低下させ、高カルシウム血症などの重篤な副作用を招くことがあるからです。そうなると、腎臓でのビタミンＤの合成能力が著しく衰え、逆に骨を脆くしたり、腎臓結石、心臓機能の低下といった深刻な弊害に見舞われたりします。

これに対して、非活性型のビタミンＤとは、サプリメントを指します。非活性型のそれはビタミンＤを作る代謝物質として肝臓に一旦蓄えられた上、必要に応じて腎臓で代謝されて活性型へと姿を変えます。しかも、その活性化は副甲状腺ホルモンやカルシウム濃度によって厳密にコントロールされているため、極めて安全性が高いことがわかっています。

前記した私の患者さんたちに、ビタミンＤ過剰症などの弊害が見られなかったのも、それがサプリメント、すなわち非活性型の錠剤だったからです。

ビタミンＤの補助的強化には、医薬品ではなく、くれぐれもサプリメントを使用してください。

第2章　ビタミンDはすごい

厚生労働省のビタミンDに関する調査

現代人がいかに、ビタミンDの欠乏・不足の状態に陥っているか。いま私の手元には、厚生労働省が２００５年から２００６年にかけて実施した「国民健康・栄養調査」の資料があります。

そのなかに、新潟県と長野県の日本人女性を対象に、ビタミンDの摂取量と血中ビタミンD濃度を測定した興味深い報告が掲載されています（図表10）。

調査の年齢対象は、19〜29歳、30〜49歳、50〜69歳、70歳以上の４階級。さらに、それを調査時期と対象人数とで細かく分け、計16グループの健康・栄養状態を、血中ビタミンD濃度の平均値としてまとめています。

また、それぞれの年齢階級に対応する１日当たりのビタミンD摂取量の中央値を、平成17年及び18年の「国民健康・栄養調査」から引用し、併記しました。

なお、「平均値」がデータの総数をデータの個数で割った値であるのに対して、「中央値」とはデータを小さい順から並べた結果、全体のちょうど真ん中にくる値を指します。

各年齢階級のビタミンD摂取量の中央値は、18〜29歳が３・１μg、30〜49歳が３・２μg、

人数	年齢（歳）：平均±標準偏差（範囲）	調査地域（時期）	血中25-OHビタミンD濃度（ng/ml）平均値	対応する年齢階級の女性のビタミンD摂取量（年齢階級：中央値、μg/日）[2]
77	19.7（19〜24）	新潟（4月）	13.7±4.8	18〜29歳：3.1μg
38	（19〜29）	新潟（2月）	13.6±4.4[3]	
17	（30〜39）	新潟（2月）	20.4±6.3[3]	30〜49歳：3.2μg
28	44.5±5.1（30〜49）	長野（—[1]）	18.3±6.0	
9	（40〜49）	新潟（9月）	30±7.6[3]	
15	（40〜49）	新潟（2月）	18.6±5.9[3]	
24	（50〜59）	新潟（9月）	33±8.8[3]	50〜69歳：5.7μg
7	（50〜59）	新潟（2月）	21.9±3.8[3]	
244	59.5±5.7（50〜69）	長野（—[1]）	20±5.4	
70	（60〜69）	新潟（9月）	32±6.4[3]	
122	65.7（45〜81）	新潟（9月）	31.4±7.3	
122	65.7（45〜81）	新潟（2月）	23.9±6.8	
151	66.5±6.7（46〜82）	新潟（2月）	24.0±6.8	
117	66.1±6.5（46〜80）	新潟（2月）	23.6±6.4	
600	63.5±5.8[4]	新潟（11月）	22.2±5.8	
190	76.7±5.3（70〜95）	長野（—[1]）	19.5±6.0	70歳以上：5.7μg

1）—：期間を限定せず。
2）平成17年及び18年国民健康・栄養調査。
3）論文中の図から推定。
4）55〜74歳の女性1310人が調査に登録し、そのうち600人が最終的に調査対象となった。この集団の年齢範囲は不明。

図表10　日本人女性を対象として血中25-OHビタミンD濃度を測定した報告

出典：https://www.mhlw.go.jp/shingi/2009/05/dl/s0529-4j.pdf

50～69歳と70歳以上では5・7μgでした。厚労省が目安とするビタミンD摂取の最低量が、1日5・5μgですので、18～49歳の年齢グループでは、その半分強しか摂取していないことになります。

図表10を見てもわかるように、そのことが血中ビタミンD濃度に反映されていました。特に19～29歳の年齢階級では、日照時間の短い2月の調査（38人対象）だけでなく、日照時間が伸びた4月の調査（77人対象）でも、血中ビタミンD濃度の中央値がわずか13ng／mℓ強と、いずれも20ng／mℓ未満のビタミンD欠乏症であることがわかったのです。

これは、食物からのビタミンDの摂取不足に加え、日焼け対策などで紫外線を浴びていないことにも起因していると思われます。

一方、50～69歳の年齢階級の9グループでは、1日5・7μgのビタミンD摂取が物語るように、すべてのグループの血中ビタミンD濃度が20ng／mℓ以上で、欠乏症は免れています。

ただし、低値傾向にあることは変わりがなく、特に日照時間が短い冬の時期にはその値が低下しています。逆に、日照時間の長い9月の調査時期には、同年齢階級のすべてのグループが正常値（30ng／mℓ以上）に達しています。これは紫外線による皮膚でのビタミンDの合成が関与していると思われます。

その証拠に、時期を限定せずに行った70歳以上の女性（１９０人）を対象とした調査では、厚労省の摂取目安に入る１日５・７μgのビタミンＤを摂取しているにもかかわらず、血中ビタミンＤ濃度の中央値が19・５ng／mℓの欠乏状態。これは、皮膚の老化に伴って、ビタミンＤの合成能力が著しく衰えていることに起因しています。

日本人女性のビタミンＤ不足

日本人のビタミンＤ欠乏症の実態を明るみに出したのは、前記の調査だけではありません。２００４年には神戸薬科大学の岡野登志夫博士らが、平均年齢65・７歳の高齢女性４６２人の血中ビタミンＤ濃度を調査した結果、30ng／mℓ以上の正常値がわずか５・６％、20〜30ng／mℓ未満の「不足」が39・４％、20ng／mℓ未満の「欠乏症」が55％も占めていたことを報告しました。

実に全体の94・４％がビタミンＤ不足で、変形性膝関節症や骨粗しょう症のビタミンＤ不足率より、むしろ高いパーセンテージだったのです。

また、２０１６年度の健康食品産業協議会でも、岡野博士らは驚くべきビタミンＤ欠乏症の実態を報告しています。

区分	人数	平均±標準偏差 (ng/ml)	備考（<20ng/ml）
12-14歳 a)	197	22.2±6.0	39%
15-18歳 a)	521	20.7±7.0	51%
19-29歳 a)	319	18.6±5.1	63%
30-49歳 a)	28	18.3±6.0	68%
50-69歳 a)	244	20.0±5.4	57%
70歳以上 a)	190	19.5±6.0	57%
妊婦（1）b) （平均34.8歳）	284	9.8±4.7	10.3±5.1（夏） 9.2±4.2（冬）

a）岡野登志夫ら、治療学 2008, 42, 873-876
b）Shiraishi M et al., J Nutr Sci Vitaminol (Tokyo). 2014; 60(6) :420-428

図表11　年代別、日本人女性の血中25-OHビタミンD濃度

出典：https://www.caa.go.jp/policies/policy/food_labeling/other/pdf/kinousei_kentoukai_160315_0006.pdf

図表11は、日本人女性を6階級に区分した各年齢別、及び妊婦の血中ビタミンD濃度を平均値で出したものです。

すべての階級で正常値を大きく下回っています。19～29歳（319人対象）、30～49歳（28人対象）、70歳以上（190人対象）が欠乏症。妊婦（284人対象）に至っては平均9・8ng／mℓ、日差しの強い夏場の平均値にしても10・3ng／mℓにすぎません。しかも、12～14歳を除く各階級対象者の半数以上が、20ng／mℓを下回っており、女性のビタミンD欠乏の深刻さが浮き彫りにされました。

以上のように、女性に対する大規模な調査が多いのは、**ビタミンDの不足傾向が男性よりも女性に顕著だから**です。この理由の一端として、**女性の多くが紫外線対策で肌の露出を控えたり、日傘を使用したりする**ことが考えられます。

ただし、日本人男性といえども、ビタミンＤ不足症候群に見舞われていることに変わりはありません。

２００９年、骨粗しょう症による骨折などの予防を目的としたコホート研究で、男性５９５人、女性１０８８人の計１６８３人を対象にした、大掛かりなビタミンＤ濃度の測定が行われました。その結果、ビタミンＤ不足は全体の81・３％。高齢者よりもむしろ50歳未満の不足率が高く、そのなかで女性のビタミンＤ不足率は90％以上、男性の不足率も83％に上っていることがわかったのです。

子どもにビタミンＤは足りているか

では、日本の子どもたちのビタミンＤは、足りているのでしょうか。

ビタミンＤはカルシウムの吸収に欠かせない栄養素です。成長期の骨代謝において、特に重要視されなければなりません。しかし昨今、子どものビタミンＤ欠乏症が、深刻化していることがわかってきました。背中が曲がる「くる病」やO脚など、骨の発達不良に見舞われた子どもが、ここ数年で倍増しているのです。

東京大学の北中幸子准教授（現・きたなかこども成長クリニック院長）と小林廉毅教授らの分析によると、1～15歳までの子ども10万人当たり、ビタミンD欠乏症と診断されたのは、2009年で3・88人。その後、その割合が急上昇し、2014年には12・30人と3倍以上にも達していたことがわかりました。

また、思春期の子どもたちも、同様の危機に陥っています。

2007年、神戸薬科大学の津川尚子博士らが、5年間にわたる追跡調査によって、ややショッキングな報告をしています。

調査対象は思春期初期の中学1年生から思春期後期の高校3年生までの、特定の疾患がない健常思春期男子133人と同女子154人の計287人です。

結果は、思春期男子の血中ビタミンD濃度の中央値が24・3ng／mℓ、同女子が21・1ng／mℓと、いずれも不足状態にあることがわかったのです。

しかも、中学1年時におけるビタミンD充足者が、高校3年時までそれを維持している割合は、男子68％、女子46％にすぎませんでした。

骨の形成過程において、思春期世代を含む子どもたちは、ビタミンDとカルシウムが最も充実していなければなりません。人生のなかでも最も多く日光を浴び、運動量も多いのが、子ども時代です。その年齢層でも、ビタミンDの不足が露わになったのです。

この背景には、食生活や生活習慣などの他、「外で遊ばなくなった」「太陽を浴びなくなった」ことなどが、関与していると考えられます。

このような、子どもたちの多くにビタミンDが不足しているという事実こそが、とりもなおさず日本中にビタミンD欠乏症が蔓延している何よりの証左になるのです。

世界的なビタミンD不足

このビタミンD不足は、日本だけに限ったことではありません。世界的な現象であり、高齢者に顕著なのも万国の共通項になっています。

アムステルダムの大規模コホート調査では、65〜88歳の高齢者１３１９人を対象に、血中ビタミンD濃度を測定しています。

その結果、30ng／mℓ以上の正常値が、全体のわずか17・6％。48・4％が欠乏症の20ng／mℓ未満で、極度の欠乏症である10ng／mℓ未満が11・5％も占めていました。つまり、オランダの高齢者の80％以上が、ビタミンD不足であることがわかったのです。

一方、ヨーロッパを中心とした25か国では、閉経後の骨粗しょう症の女性7564人を対象とした、大掛かりな調査がありました。それによると、全体の28・4％が20ng／mℓ未満のビタミンD欠乏症。実に4分の1強が、深刻な状態に置かれていることが明らかにされています。

また、骨粗しょう症の女性に関しては、日本や韓国、タイ、マレーシアのアジア諸国を含めた、18か国2589人を対象とした、国際レベルの調査が残されています（2006年）。

図表12がその調査結果で、国別のビタミンD欠乏症とビタミンD不足の割合を、それぞれ表しています。18か国全体で見たビタミンD不足（30ng／mℓ未満）は63・9％。20ng／mℓ未満の欠乏症に至っては、30・8％にも及んでいます。

国別では、低緯度地域にあるタイやマレーシア、ブラジルなどが、日差しの強さを反映してビタミンD欠乏の割合が低くなっている一方、トルコやレバノン、韓国、日本、イギリス、

地域（人数）	国（人数）	平均年齢（歳）	ビタミンD欠乏症の割合（%）	ビタミンD不足の割合（%）
ヨーロッパ（1020）	スウェーデン（150）	70.2	12.7	37.3
	イギリス（98）	70.3	40.8	74.5
	ドイツ（100）	70.2	33.0	68.0
	オランダ（50）	67.8	18.0	52.0
	フランス（199）	67.1	16.2	49.7
	スイス（173）	68.5	30.7	63.3
	ハンガリー（100）	65.2	16.0	56.0
	スペイン（150）	67.5	24.7	64.7
	計	68.4	23.8	57.7
中東諸国（401）	トルコ（150）	61.0	57.3	76.7
	レバノン（251）	67.5	58.2	84.9
	計	65.1	57.9	81.8
アジア（549）	韓国（101）	65.9	64.4	92.1
	日本（198）	68.4	47.0	90.4
	タイ（100）	67.1	12.0	47.0
	マレーシア（150）	67.0	11.3	48.7
	計	67.3	34.1	71.4
中南米諸国（415）	メキシコ（149）	65.6	29.5	67.1
	ブラジル（151）	67.6	15.2	42.4
	チリ（115）	62.6	19.1	50.4
	計	65.5	21.5	53.4
	オーストラリア（204）	67.5	23.0	60.3
全世界（2589）		67.1	30.8	63.9

図表12　国・地域別、骨粗しょう症の女性の血中ビタミンD濃度、欠乏・不足の割合

出典：Lips P「The prevalence of vitamin D inadequacy amongst women with osteoporosis: an international epidemiological investigation.」を一部改変

ドイツ、スイスなど高緯度地域では、欠乏・不足の割合が如実に高くなっています。この相違に、日照時間や紫外線を浴びる量が大きく関与していることは言うまでもありません。

ビタミンDサプリを配布する海外の高緯度地域

ただし、日照が確保されている国ほど血中ビタミンD濃度が高いと決めつけるのは、やや早計でしょう。

日照時間の短い海外の高緯度地域では、住民にビタミンDのサプリを配る自治体が多く、国民もまた、ビタミンD不足に対する危機意識を持っていると言われています。そのため、国民の多くが食物やサプリメントからその補充を心がける傾向にあるのです。

図表12のスウェーデンとブラジルを比較してみましょう。日照が十分に確保されている南米ブラジルは、総じて正常とは言い難いものの、ビタミンDの欠乏率が15・2%、不足率は42・4%と、18か国全体の平均値を大きく下回っています。

これに対して、日照が不足する北欧スウェーデンのビタミンD欠乏症の割合は、ブラジルのそれよりも低い12・7%。不足率も37・3%と、18か国中で最も低いパーセンテージを誇っているのです。

この背景には、先に挙げたように、ビタミンDの重要性に対する自治体による啓蒙、さらに国民の健康管理への意識の高さがあります。同時に、ビタミンDを豊富に含む魚を多く食べる生活習慣が、大きく関係していると考えられます。

また、米国ウィスコンシン大学のビンクレイ博士らが、２００７年に常夏の地ハワイに住む平均年齢24歳の若者93人を調査したところ、その半数がビタミンDの不足状態にあったことがわかりました。

このことは、日照の確保だけが、ビタミンD不足の改善策になりえないことを示しています。

後述するように、食物やサプリによるビタミンDの摂取に加え、糖質過多を避けた食のバランスの確保、さらに昼夜逆転などの悪しき生活習慣の見直しが、改善策への大きな一歩となるのです。

血中ビタミンD濃度測定の保険適用

以上のような報告が早くからなされているにもかかわらず、ビタミンDの血中濃度の測定が、日本で保険適用の対象になったのは、２０１６年８月のことでした。日本の医学界も、さすがにビタミンDの存在を無視できなくなったのでしょう。

ただし、適用の対象は、「骨粗しょう症」や「骨軟化症」、背中が曲がる「くる病」などの骨疾患だけに限られ、がんや糖尿病などの現代病には、残念ながら適用されていません。

詳細は第3章に譲りますが、諸外国の多くの臨床研究が、ビタミンDの効果として、がんだけでなく、糖尿病やインフルエンザ、アレルギー、認知症などの予防に繋がることを明確に示唆しています。にもかかわらず、厚労省はその重要性を完全に認識できていないのが現状なのです。

ビタミンB1とビタミンC

同じビタミンでも、日本の医療がその重要性を早くから認識してきたのは、ビタミンB1とビタミンCのほうでした。

かつて、日本では「脚気《かっけ》」が流行しました。心不全や末梢・中枢神経障害を引き起こすなど、死に至ると見られていた疾患です。

原因は当時の食習慣によるビタミンB1の欠乏です。明治時代には白米ばかりを食べさせられた陸軍軍人の職業病になり、大正時代の末期には、脚気死亡者数は年間2万5000人超。日中戦争の拡大などで食糧事情が悪化した昭和初期にも、年間１万～２万人の死者を出したと言われています。

ビタミンＣ欠乏症は、「壊血病」とも呼ばれます。体内のタンパク質を構成するアミノ酸（ヒドロキシプロリン）の合成ができなくなるため、組織間を繋ぐコラーゲンや象牙質（歯の主体を構成する硬い組織）の生成と保持が上手くいかず、結果として、文字通り「血管を壊す」のです。

１４９７年のヴァスコ・ダ・ガマのインド航路発見の航海では、約１８０人の船員のうち１００人ほどが、このビタミンＣ欠乏症で命を落としたと言われています。

しかし、こうした昔の現代病は、その後の経済発展に伴う食生活や環境の改善などによって、しだいに影を潜めていきます。

栄養学のエビデンスの進歩に伴い、サプリメントなどの補助食品も、広く世に出回るようになりました。

しかし、そこにはなぜか、ビタミンＤの重要性の謳い文句は、ほとんど登場することがなかったのです。

死に直結しないビタミンD不足

その理由として、およそ以下のようなことが考えられます。

一つは、ビタミンB1やCなどの欠乏症が死を招くのに対して、ビタミンDの欠乏症自体が必ずしも死に直結しないこと（ただし、現代病の温床という観点では、死に繋がっています）。

もう一つは、羊の毛にレーザー光線を当てるだけで簡単に生成できるなど、ビタミンDサプリメントの製造費用が安価であり、したがって製薬会社に利益をもたらさないことが挙げられるかもしれません。実際、世に数多あるサプリメントのなかで、ビタミンDのサプリはあまり出回ってこなかったのが現状です。

そして、さらに一つの要因として、太陽の光を浴びることで、ビタミンDは簡単に体内合成できることが挙げられるでしょう。

地域によって日照時間が違いますので、日光浴に必要な時間も様々ですが、正午の前後2時間程度の間に、半袖ショートパンツなどの服装で肌がピンク色になるぐらい太陽の光を浴びると、250〜375μgのビタミンDが体内で合成されます。

国立環境研究所による２０１３年の研究では、厚労省が成人の１日の摂取量の目安（最低量）としている５・５㎍のビタミンＤを、すべて日光浴で合成するのに必要な時間を調べています。この研究結果によると、茨城県つくば市なら、７月の正午で４分程度、12月の正午で22分程度が必要としています。ちなみに12月の札幌市では、同じく正午で約１時間16分かかるそうです。

また、ビタミンＤは、魚介類やキノコ類に多く含まれています。サケには一切れ80ｇで約26㎍、イワシの丸干しには一尾30ｇで約15㎍、干したキクラゲには２ｇで約２・６㎍ものビタミンＤが含まれているのです（図表13）。

そう考えると、他のビタミンに比べて、ビタミンＤほど日常生活で容易に摂取、あるいは皮膚合成できる栄養素はないとも言えるでしょう。厚労省や医学界が、長い間、ビタミンＤの存在を軽視してきたのも、そこに大きな理由があったのかもしれません。

現代社会でビタミンＤ欠乏症が蔓延する理由

それがなぜ、現代社会でビタミンＤの欠乏症が蔓延するようになったのでしょうか。

考えられる要因は、４つほどあります。

● ビタミンD3の含有量の多い食品

食品	分量	ビタミンD3含有量(μg)
サケ	1切れ/80g	25.6
サンマ	1尾/正味100g	19
イワシ丸干し	1尾/30g	15
マグロ(トロ)	100g	18
カレイ	小1尾/正味100g	13
いくら	20g	12
サンマ缶(水煮)	100g	12
サバ缶(水煮)	100g	11
メカジキ	100g	11
サバ	1尾/100g	10.55
カツオ(秋獲り)	100g	9
卵(ビタミンD強化)	L1個/60g	2.5〜9
サケ缶(水煮)	100g	8
ブリ	1切れ/80g	6.4
シラス干し(半乾燥品)	大さじ2/10g	6.1
マグロ(赤身)	100g	5
ツナ缶(マグロ)	100g	4
オイルサーディン	1缶/90g	3.2
ツナ缶(カツオ)	100g	2
アジ	1尾/68g	13.5

● ビタミンD2の含有量の多い食品

食品	分量	ビタミンD2含有量(μg)
キクラゲ(乾燥品)	2枚/2g	2.57
松茸(生)	中1個/30g	1.04
舞茸	30g	1
干ししいたけ	2個/6g	1
エリンギ	30g	0.36
えのきだけ	30g	0.26
ぶなしめじ	30g	0.18
しいたけ(生)	2個/30g	0.12
なめこ	30g	0.12

図表13　ビタミンDを多く含む食品

出典：文部科学省「日本食品標準成分表2015年版(七訂)」より抜粋

一つが、現代人があまり日光を浴びなくなったこと。つまり、行きすぎた紫外線対策です。不可視光線の電磁波である紫外線は、生体に対する化学的な作用が顕著なため「化学線」とも呼ばれています。これは主に、地上に届く紫外線の約90％を占めるＵＶＡ（紫外線Ａ波）と残りのほとんどを占めるＵＶＢ（紫外線Ｂ波）、そして通常はオゾン層に吸収され地表には届かないＵＶＣ（紫外線Ｃ波）とに分類されます。

このうち、波長の長いＵＶＡは深く皮膚のなかに浸透しますが、長い時間浴び続けると、皮膚の弾性組織を破壊し、その老化を加速させます。一方、ＵＶＢは皮膚の表面に強い影響を与え、長く浴び続けることで、皮膚がんや白内障、免疫機能障害などの健康被害のリスクを高めることがわかっています。これに、オゾン層の破壊や減少などによるＵＶＣの照射が加わると、そのリスクはいっそう高まるのです。

現代人、特に女性は、日傘をさすなどして肌の老化予防に懸命になっています。さらに、健康被害のリスクへの恐怖から、多くの人が夏場でも長袖を着て日光をできるだけ浴びないようにし、ＵＶをカットするための日焼け止めクリームを皮膚に塗るようになりました。おまけに、デスクワークが主となり、外に出て日光を浴びる時間も減りました。交通網の発達によって、太陽の下に身をさらすことも少なくなっています。

これが、体内におけるビタミンDの合成を阻害する大きな要因として考えられます。

2つ目は、生活環境の利便性・快適性が、現代人のビタミンDの合成能力を低下させたのではないかということです。

たとえば、現代人が断熱材使用の快適な住居空間で暮らしているのに対して、100年前の人は隙間風が入る木造家屋に住んでいました。冬場の暖房も火鉢が主で、現代のようにエアコンもありません。冷たい隙間風が入るたびに、ブルッと体を震わせるしかありませんでした。

これを「震え産熱」と呼びますが、実は肉体の自然反応としてのこの震えも、ビタミンDの合成に深く関わると見られています。

極端な寒さを感じたとき、人の体は発熱を促進するために、血糖値を上昇させたり、物質代謝を促すためのホルモンを放出したりします。このとき細胞の呼吸や代謝が活性化されることで体がブルッと震え、コレステロールからビタミンDの合成が促されるのです。

快適空間に慣れた現代人は、こうした震え産熱を経験する機会も減ってきました。その分ビタミンDの合成能力が低下し、自己免疫力も衰えたのではないかと考えられます。

３つ目は超高齢社会の到来と関係しています。ビタミンＤは日光浴で簡単に体内合成できますが、加齢とともに皮膚での合成能力が低下し、高齢になると、その能力がほとんどなくなります。このことが、高齢化に伴う様々な慢性病を引き起こす要因ではないかと、私は考えています。

そして、４つ目の要因として挙げられるのは、現代のストレス社会がビタミンＤの体内合成を阻害しているのではないかというものです。というのも、最近の研究によって、ストレスがビタミンＤの合成能力を低下させ、うつ症状などの精神の変調を引き起こすことがわかってきたからです。

これは、日照時間が短い季節、したがってビタミンＤの合成も低下する冬場に、季節性うつとも言われる「季節性情動障害（ＳＡＤ）」を発症する人が多いことからも、説明することができます。

たしかに、現代人の多くは仕事や人間関係において、多くの葛藤、ストレスを抱えています。昼夜逆転の不規則な生活も、もはや当たり前になってきました。

「はじめに」でも書いたように、私は自分が勤務する病院の看護師50人の血中ビタミンD濃度を調べています。もちろん、全員が表面上は健康体の持ち主です。

しかし、正常値は1人も存在せず、47人が欠乏症、3人が不足という予想外の結果が出ました。がん患者さんと同等のビタミンD欠乏症という実態が明らかになったのです。

その理由として、看護師たちが患者さんの命を守るという緊張が連続する立場に置かれているだけでなく、昼夜逆転の勤務を余儀なくされるという慢性的なストレスに晒されていることが挙げられるかもしれません。

この生活習慣の不規則性、それによるストレス過多が、ビタミンD欠乏症、ひいてはがん発生の要因になりうることは、第3章で詳しく説明します。

以上のことを考えると、現代社会とは、まさにビタミンD欠乏症の温床と言えるでしょう。そして、そのことに日本の医療が長く気がつかなかったのが、がんや糖尿病をはじめとする現代病の暴走を許す一因になったのではないかと、私は考えています。

ビタミンDはホルモンの一種

ビタミンDはD2〜D7の6種類に分けることができます。ただし、D4〜D7は活性化が低く、食物にもほとんど含まれていません。そのため、私たちが体内で主に活用するのは、活性化の高い2つのビタミンD。すなわち、ビタミンD2（エルゴカルシフェロール）とビタミンD3（コレカルシフェロール）になります。

このうち、ビタミンD3は食物から摂取できる他、紫外線によって皮膚でも合成されます。この皮膚で合成されるビタミンD3が、食物由来のビタミンD2、D3よりも圧倒的に多いという事実は、紫外線をあまり浴びなくなった現代人に、がんやアレルギー、感染症などの疾病が広がっていることとの大きな要因として考えられるのです。

実は近年になって、ビタミンDはホルモンに似た性質を有し、ホルモンの分泌を調整したり、免疫機能を整えたりする働きがあることがわかってきました。

ホルモンの働きとは、神経系や内分泌系、免疫系などが密接な連携を持つことで、絶えず変化する外部環境に適応する生体能力を維持することです。

ビタミンDがホルモンの一種と考えられるようになったのは、人体のほとんどの上皮細胞にビタミンDの受容体があることがわかったからです。前記したように、細胞膜上や細胞内に存在する「受容体」は、特定の物質などから情報を得て、組織機能に変化をもたらすタンパク質の一種です。

このビタミンDの受容体は、私たちの腎臓や小腸などの臓器だけでなく、骨や脳細胞、心筋、血管、免疫細胞、神経細胞など、全身の多くの細胞に分布しています。

このことが、生命活動の根幹を成す栄養素として、ビタミンDへの注目を一気に高めました。

実際、最近の研究によって、ビタミンDの欠乏が、以下のような病気と大きく関係していることが明らかになっています。

がん、心・血管疾患（不整脈、心筋梗塞、虚血性疾患、動脈硬化、大動脈瘤など）。生活習慣病（2型糖尿病、高血圧、脂質異常症など）。自己免疫疾患（関節リウマチ、アトピーや花粉症などのアレルギー、1型糖尿病、甲状腺機能障害など）。感染症（インフルエンザ、ノロウイルス感染症、赤痢、肺炎、破傷風など）。精神疾患（うつ病など）……云々。

これは、ビタミンＤの補充が現代病の多くを改善・予防する一助となることを、明確に示しています。

では、ビタミンＤは、これらの現代病の数々にいかに作用するのでしょうか。次に、その仕組みと生理作用を説明したいと思います。

ビタミンＤの３つの生理作用

ビタミンＤの主な生理作用として、これまで伝えられてきた機能には、以下の３つがあります。

①　カルシウムやマグネシウム、リンなどの腸管での吸収を促進する。
②　腎臓からカルシウムが失われることを抑制し、副甲状腺ホルモンを介して血中のカルシウム濃度を維持する。
③　カルシウムやマグネシウムの吸収を助け、骨を正常に形成する。

したがって、このビタミンDが不足した場合、カルシウムが十分に吸収されず、血中のカルシウム濃度が低下します。そうなると、血中のカルシウムを補おうとして、副甲状腺ホルモンが全身の骨のカルシウムを溶解させ、血中へと送り込もうとします。これが骨を脆くして、骨粗しょう症や軟骨化症、くる病などを発症させます。ビタミンDにはこれらの骨疾患を予防する効果が、早くから認められてきたのです。

しかし、ビタミンDにはこれだけに留まらない、大きな働きがあることがわかってきました。それは、血圧上昇ホルモンの分泌調整（高血圧の予防）や免疫担当細胞の調整であり、細胞の「分化誘導」と呼ばれるものです。

血圧上昇ホルモンの分泌調整

活性化したビタミンDは、腎臓の細胞から分泌されるレニンというタンパク分解酵素の分泌を抑制してくれます。レニンには血圧を上げる働きがあるため、ビタミンDの補充によって、その上昇に歯止めがかかるのです（詳しくは第3章で解説します）。

分化誘導

分化誘導とは、ある細胞組織が正常な細胞へと分化したり、別の正常細胞に生まれ変わったりするのを誘導する働きを意味します。広い意味では、アポトーシス（細胞死）も分化誘導の一つです。ビタミンDは、正常細胞においても、がん細胞においても、分化誘導を行い、がんの発生を予防しているのです。

ここでは、がんや自己免疫疾患、感染症との絡みで、ビタミンDと免疫担当細胞との関係について説明することにします。

免疫担当細胞の調整

免疫機能とは、外部から異物や抗原が体内に侵入してきた際、それを見分けて撃退する生理システムのことを指します。

このなかで、外部からの異物や抗原に免疫機能が過剰に反応して、生体に害をもたらす症状を「アレルギー」と呼びます。一方、免疫系に異常が生じることで、免疫担当細胞が生体の一部を敵と見なして攻撃する疾患を自己免疫疾患と呼びます。

前記したように、ビタミンDの受容体は、こうした免疫担当細胞にも存在することが明らかになりました。その結果、ビタミンDがいかに免疫機能を左右するのかの研究も各国で進められるようになっています。

そこから明らかになってきたのが、主にマクロファージ、好中球、NK（ナチュラルキラー）細胞といった「自然免疫」（生まれつき備わっている免疫系）と呼ばれる原始的な免疫系を、ビタミンDが強化するという研究結果でした。さらに、免疫系の異常な反応を抑える「免疫抑制」も、ビタミンDの力で正常に機能することがわかり始めています。

このことは、ビタミンDの欠乏症が、自己免疫系の疾患や炎症性疾患の引き金になることを明確に示しています。

がんやアレルギーに関わるT細胞

主にがんやアレルギーに関わる免疫担当細胞として、T細胞と呼ばれるリンパ球の一種があります。

自ら抗体を作らないこのT細胞は、自然免疫系の司令塔に徹し、もっぱら免疫における記憶作業に努めます。

その種類と機能は、以下の４つに分類されます。

異物を抗原（非自己）として認識・記憶し、その応答を促進するヘルパーＴ細胞、その応答を制御するサプレッサーＴ細胞、アレルギー反応を誘発するエフェクターＴ細胞、標的にした細胞を破壊するキラーＴ細胞。

これらの働きによって、自然免疫の目をすり抜けて侵入した異物や抗原を取り除いているのです。

このように、敵である抗原の目印を認識し、それに応じた指令を発して攻撃するＴ細胞は、「獲得免疫」と呼ばれる免疫系に属しています。

このＴ細胞上のビタミンＤ受容体は、活性化されると、いろいろな働きをしてくれます。

一つは、様々なＴ細胞に分化する前のＴ細胞（ナイーブＴ細胞）に働きかけ、その免疫のバランスを抑制的にコントロールすることです。

つまり、抑制系のサプレッサーＴ細胞を刺激することで、免疫系が自己を攻撃できないように免疫反応を制御する一方、キラーＴ細胞上にある受容体を発現・活性化させ、炎症反応を抑制するサイトカイン（細胞同士の情報伝達を司るタンパク質の総称）の産生を増強してくれることもわかっています。

ＮＫ（ナチュラルキラー）細胞

　がんに対する免疫と言えば、ＮＫ（ナチュラルキラー）細胞の存在を無視することができません。キラー（殺し屋）の名が示すように、がん細胞を駆逐する最も強力な自然免疫系で、ビタミンＤの強化によって活性化されることがわかっています。

　私たちの体内では、日々がん細胞が発生しています。にもかかわらず、がん細胞が増殖することなく、健康を維持できるのは、このＮＫ細胞が１日24時間、日々生まれるがん細胞を探し求めては、それを撃退してくれているおかげなのです。

　ＮＫ細胞は「ＭＨＣクラス１分子」と呼ばれる糖タンパク質が、細胞の表面に発現しているかどうかで、がん細胞か否かを識別します。

　がん細胞の表面では、このＭＨＣクラス１分子が減少、あるいは消失しているため、ほとんど提示されていません。ＮＫ細胞は、ＭＨＣクラス１分子が提示されていない細胞をすべて異物と見なすことで、すかさずそれを攻撃、駆逐します。

　しかも、ＮＫ細胞はその攻撃を抑制するための受容体も持っています。そのため、ＭＨＣクラス１分子を発現させる正常細胞を攻撃することはありません。

　つまり、ＮＫ細胞はそれががん細胞であるか、正常細胞であるかを認識しながら、私たちの体をがんから守ってくれているのです。

この能力は、抗体や抗がん剤にはありません。それらが正常細胞までも破壊してしまう深刻な問題を孕んでいることを考えれば、NK細胞の厳重にシステム化された殺傷力が、がん治療において大きな助けになることは言うまでもないでしょう。

樹状細胞

がん治療の免疫システムにおいて、このNK細胞の働きに続いて、近年注目を集めるようになったのが、樹状細胞と呼ばれる免疫系です。樹木の枝のような突起がいくつもあるため「樹状細胞」という名称がつけられました。

この免疫系は皮膚、消化管、気道、リンパ節など、全身のほとんどの場所に存在しています。大きな特徴と言えば、敵（抗原）の目印を速やかに認識し、他の免疫系にその存在を教える役割を担っていることです。その際、キラーT細胞も適切に活性化するため、がん予防に大きな貢献をしてくれるのです。

しかし、ビタミンDが欠乏すると、樹状細胞が免疫抑制系のサプレッサーT細胞をうまく誘導できず、免疫抑制が効かなくなります。その結果、免疫が暴走し、自己免疫疾患や炎症性の疾患を発症させるのです。

自然免疫系

一方、インフルエンザウイルスや風邪、花粉症などに関わる免疫系として代表的なのが、単球、マクロファージ、好中球といった自然免疫系です。

単球は全白血球の4〜8％を占め、異物や炎症に向かって遊走する性質があります。標的とする血管外の組織内に入ると、前記の樹状細胞やマクロファージと呼ばれるアメーバー状の食細胞（食作用を持つ細胞。外来の異物を呑み込み、破壊する）へと分化し、ウイルスや細菌を一掃します。

こうした働きが私たちをインフルエンザや結核、喘息などから守ってくれますが、ビタミンDはその効果を強力に後押ししてくれることがわかっています。

好中球は白血球の一種で、運動性と食作用に優れた働きを見せる免疫細胞です。特に、急性の炎症箇所に素早く集積し、食作用や抗菌、分解などの機能を発揮するなど、自然免疫系の中核とも言える存在として認知されています。

ビタミンＤは、この好中球が発する炎症性の活性酸素などを減少させ、好中球の機能が暴走しないように歯止めをかけてくれる一方で、怪我などによる組織破壊の治癒を促進する働きも有しているのです。

Ｂ細胞

Ｂ細胞は前記したＴ細胞の情報を受けて動き出す獲得免疫系で、リンパ球の20〜40％を占めています。この免疫系は、細胞の表面に免疫グロブリンというタンパク質を発現することで、抗原に対する血中の抗体を反応させ、免疫機構を始動させます。

私たちの体はかつて侵入された細菌やウイルスなどの抗原に再び遭遇すると、最初のときよりも多くの抗体を作り出し、素早く抗原を除去しようとします。これが一般的に「免疫力・抵抗力がついた」と言われるもので、Ｂ細胞から分化誘導されたメモリーＢ細胞が、最初の免疫反応で抗原を記憶してくれたおかげなのです。

ビタミンＤの受容体はこのＢ細胞上にも存在します。ビタミンＤはＢ細胞においては抑制的に働き、体のなかに侵入したアレルギー原因物質（抗原）などに働きかける抗体をコントロールして、私たちの体を花粉症やアトピー性皮膚炎などから守ってくれるのです。

このように免疫担当細胞は、私たちが生存するためになくてはならない働きを見せてくれます。そして、その免疫機能を正常に維持してくれる大きな要素が、ビタミンDとその受容体に他ならないのです。

インフルエンザとビタミンD

昨今、季節病と呼ばれるインフルエンザや花粉症などに苦しむ人が、急増しています。これは、ビタミンD欠乏症が蔓延している一つの証左にもなるでしょう。

血中ビタミンD濃度は、季節によって変動します。最も濃度が高いのは、日照時間が長い8月で、最も低くなるのは2月です。この厳寒期には感染症であるインフルエンザが蔓延します。

このインフルエンザの感染と血中ビタミンD濃度は、いかに関連しているのでしょうか。

2010年、東京慈恵会医科大学の浦島充佳博士らが小中学生を対象に、ビタミンDサプリメントを用いたプラセボ比較試験（新薬などの臨床研究において、被験者を対照群と治療群とに分け、対照群には有効成分を含まない薬〈プラセボ＝偽薬〉を割り当てる試験。これによって、治療群にどれだけの効果が出たかを比較・検討できる）を実施しました。

ビタミンＤ摂取群（治療群）とプラセボ群は、ともに１６７人。その結果、プラセボ群では全体の18・６％に当たる31人がインフルエンザＡ型を発症したのに対して、ビタミンＤ摂取群のそれは全体の10・８％となる18人。インフルエンザの発症が、プラセボ群の半分近くにまで抑えられたのです。

この比較試験では、ビタミンＤ摂取群の喘息発作が、６分の１に抑えられていたこともわかりました。

喘息と呼吸器感染症

こうした報告を受けて、小児喘息患者さん４３５人と成人喘息患者さん６５８人の計１０９３人を対象にした、血中ビタミンＤ濃度と喘息に関する大掛かりな調査も行われています。

その結果は驚くようなものでした。ビタミンＤ投与によって、喘息によるステロイド全身投与治療のリスクが37％低下、緊急受診や入院のリスクに至っては、61％も下がったことが確認されたのです。

呼吸器感染症とも呼ばれる気道感染症は、鼻腔から肺胞までの区間で感染を起こし、発熱、咳、痰といった症状を引き起こします。呼吸器系の外来受診者の多くがこの気道感染症にかかっており、急性となると、死に至ることも珍しくありません。事実、世界では毎年200万人以上の人びとが、急性の気道感染症で死亡しているとされています。

この急性の気道感染症に対しても、ビタミンDの補充がその発症リスクを軽減させるという報告があります。

先の浦島博士の調査報告の後、世界でも急性気道感染症に対してビタミンDサプリを用いた二重盲検法（投薬などの治療法の性質を患者及び医師に伝えず行う試験方法）をプラセボとのランダム比較（対象者を無作為に2つのグループに分け〈ランダム化〉、一方には評価しようとしている治療や予防のための介入を行い、もう片方には従来からの治療や予防を行って比較すること）で行うようになりました。

0歳から95歳までの1万9933人を対象とした大掛かりな比較試験では、血中ビタミンD濃度が低下している人に、十分なビタミンDを補充すると、約4割が急性の気道感染症を回避できたとする結果が導き出されています。また、低用量のビタミンＤを毎日服用することでも、約２割の人が急性気道感染症を予防できたとしています。

一方、小児の気管支炎の原因の一つとなるＲＳウイルスの感染や細菌性肺炎は、ビタミンＤ濃度の低下によってもたらされるという報告も多数あります。このことからも、小児期からのビタミンＤの補充は、感染症のリスクを低下させるために必要ではないかと、私は考えています。

結核はなぜ増えているのか？

結核はかつて不治の病として恐れられていました。現在では栄養学の進歩とともに治療法も確立され、不治の病ではなくなりましたが、意外にも昨今、この結核が増えているのです。

その理由の一つとして考えられるのが、最近の人が日光をあまり浴びなくなったことから、ビタミンＤ不足に陥っていることです。

人びとが食糧難に喘いでいた戦前・戦中、結核に罹患した人は、日当たりのいい高原地帯にある療養施設（サナトリウム）で、日光浴をしながら療養に努めていました。

日光浴がなぜ、結核の進行を抑制するのか、当時の医学界ではまだ解明されていませんでしたが、それが症状を緩和し、回復へ導いてくれることを、経験的に理解していたのです。

医学的に解明できたのは近年のことでした。紫外線を浴びることで、ビタミンDが皮膚合成され、その効能が結核の改善に結びついていたのです。

先に説明したように、マクロファージはウイルスや細菌を取り込み、分解・消滅させる働きがありますが、結核菌に限っては分解されません。それが、結核を悪化させる要因でした。

しかし、皮膚で合成されたビタミンDが活性化すると、マクロファージの細胞質のビタミンD受容体と結合します。その情報が細胞核内にカテリシジンという抗菌ペプチドを発現させ、結核菌を分解してくれるのです。

サプリメントもなく、食糧難に陥っていた時代の結核患者さんは、食事からビタミンDを補充するのが、どうしても困難でした。

そういう意味で、より効率的に体内でビタミンDを合成できる日光浴が、彼らにとっては最善の治療法だったのです。

アレルギーとビタミンD

ここ数年、子どもを中心にアレルギーの発症が急増してきました。アレルギーは気管支喘息、アトピー性皮膚炎、花粉症、鼻炎、小麦や鶏卵などによる食物アレルギー、化学物質やダニなどによる吸入性アレルギー……と多岐にわたっています。

認知症の増加に匹敵するほどのアレルギー疾患の急増に、厚労省は2014年6月、アレルギー疾患対策基本法を制定、公布したほどです。

しかし、この基本法は、治療法に対するエビデンスが確立される前に成立したものです。基本法の中身は、がんと同じように各地にアレルギー専門の拠点病院を置き、多くの症状に対処するために耳鼻科だけでなく、内科や皮膚科の医師の診断も仰ぐというものですが、しっかりしたエビデンスによって原因のいくつかを見出さない限り、このやり方は非常に効率が悪いと言わざるを得ないでしょう。

実は、アレルギー疾患の原因の一つとして、ビタミンDの不足を挙げる声が、多数報告されているのです。

ビタミンD不足がアレルギーに関与しているのではないかという声の発端は、唇などが腫れる粘膜症や蕁麻疹《じんましん》・痒みなど皮膚症状を伴うアナフィラキシー症の治療のため、アドレナリン自己注射薬を処方された人の処方率が、日照時間の短い（つまりビタミンDが不足しがちな）北のほうで高いという調査に基づいていました。

その後、妊娠中の血中ビタミンD濃度が低かった母親から生まれた子どもは、5歳になった時点で喘息やアレルギー性鼻炎にかかりやすいという報告がもたらされています。

それ以外にも、血中ビタミンD濃度の低下が、アレルギー疾患で増加する白血球の一種・好酸球を増やすといった研究報告が残されています。

2017年には日本アレルギー学会でも、ビタミンDの欠乏状態が急性アレルギー症状の増悪《ぞうあく》因子になることが、マウスを使ったアレルギーモデルで報告されました。この国内初の研究報告では、ビタミンDの強化がアレルギー反応を抑えることも発表されており、同学会の高い支持を受け、日本アレルギー学会学術大会賞を受賞しています。

アトピー性皮膚炎に関して言えば、日本アトピー協会では、その原因として遺伝的要素と環境的要素が関与しているため、アトピー体質は変えられないとしています。

しかし、韓国の研究チームは、ビタミンD不足の人にはアトピー性皮膚炎が多数見られる傾向にあることを突き止めました。血中ビタミンD濃度が十分に保たれている人との比較において、ビタミンＤ欠乏の人はアトピー性皮膚炎になる確率が１・５倍高くなることを報告しているのです。

以上のように、ビタミンＤの働きは、多岐にわたっています。がんや関節リウマチ、アトピーといった自己免疫に起因する疾患の数々を予防・改善する可能性があるだけでなく、インフルエンザや肺炎などの感染症の予防としても活用できるのです。

実際、インフルエンザの予防において、ビタミンＤの強化は、ワクチン投与と同等かそれ以上の効果があることが確認されています。

そして、このビタミンＤの存在が、食習慣の改善と併せて、いかに健康的な長寿をもたらすか。

次章では、がんに加えて、糖尿病や心疾患などの生活習慣病を例に挙げながら、ビタミンＤの秘密にさらに迫っていきたいと思います。

第3章　ビタミンDと現代の病

延び悩む「健康寿命」

「がん予防に徹すれば、その他あらゆる現代病の予防もでき、ピンピンコロリの『人生100年』時代を謳歌できる」

本書の要点は、この言葉に集約することができます。なぜなら、糖尿病やアレルギー、骨粗しょう症、そして認知症に至るまでの多くの現代病は、がん発症の仕組みとの関連性を密にしているからです。

それを説明するためには、まず「平均寿命」と「健康寿命」について触れる必要があります。

平均寿命とは、死亡する年齢の平均ではなく、0歳児が生存し得る平均余命を指します。つまり、「2019年に亡くなった人の平均年齢」ではなく、「2019年に生まれた0歳の赤ちゃんが、今の死亡状況が変わらなければ、平均的に生きられるであろう」年数。これが、平均寿命の本当の意味なのです。

また、健康寿命とは、WHO（世界保健機関）が2000年に提唱した概念で、健康上の問題がなく、自立して日常生活を送れる期間のことを指しています。

厚生労働省の「平成28年版　厚生労働白書」によると、２０１３年の日本人の平均寿命は男性が80・２１歳、女性が86・６１歳になっています。一方、同年の健康寿命は男性71・１９歳、女性74・２１歳と報告されています。

これは、寝たきりになったり、何らかの介護を受けたりしながら日常生活を送る期間が、男性で平均９・０２年（80・２１歳－71・１９歳）、女性で平均12・４０年（86・６１歳－74・２１歳）あることを意味します。つまり、女性で言えば、86・６１歳まで生きたとしても、そのうちの12・４０年は身体的・認知的に不自由な生活を余儀なくされたことになります。

ちなみに、この人生における不自由な期間は、２００１年の統計では男性８・６７年、女性12・２８年でした。先の２０１３年の統計では、この期間がわずかながら伸びていることがわかります。このことは、健康寿命を延ばさない限り、本人の生活の質の低下や家族の負担が増すだけでなく、医療費や介護給付費など社会保障費の増大に伴う国家財政のさらなる圧迫をも引き起こすことを意味しています。

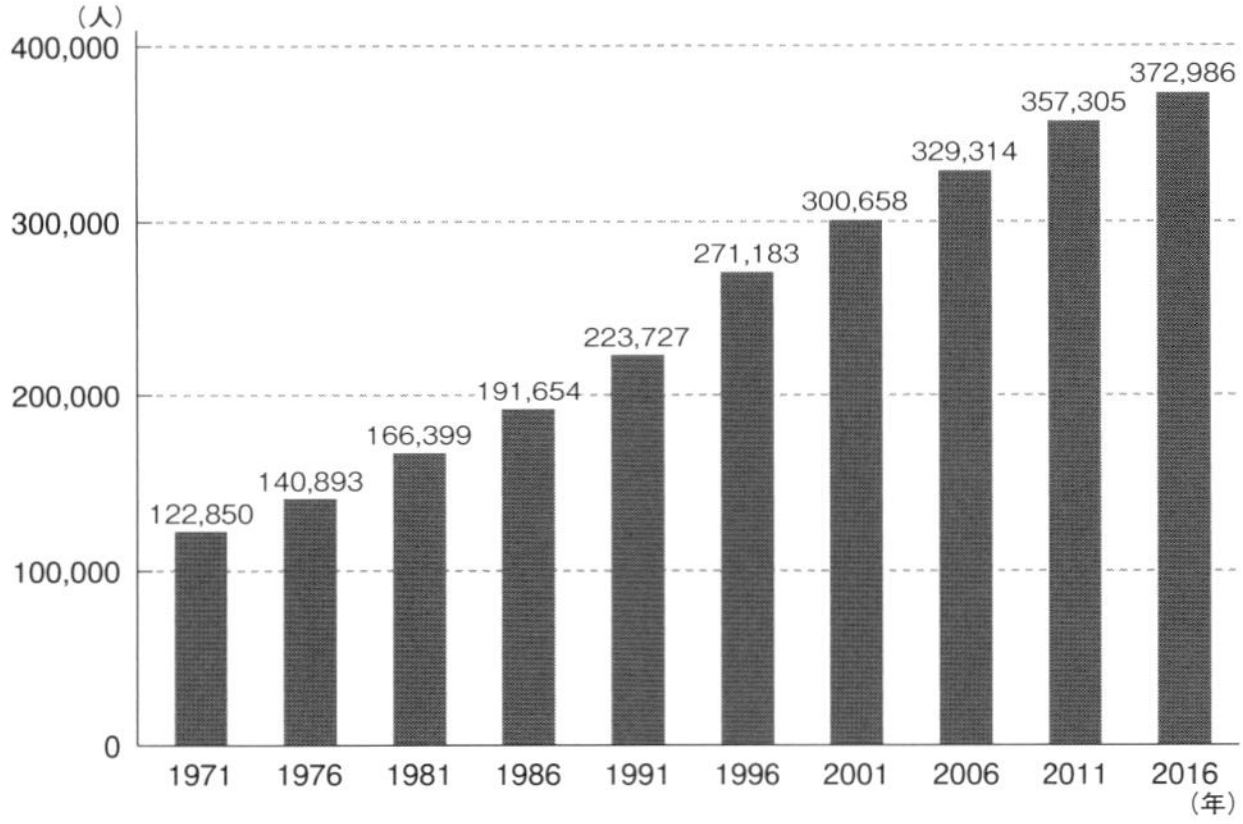

図表14　がん死亡数推移

出典：平成28年人口動態統計（厚生労働省）

実は、平均寿命の伸び率に対して、健康寿命の伸び率が小さいことは、統計でも明らかになっています。

そのため、国は2000年から「健康日本21」と呼ばれる国民健康作りの運動を始めました。生活習慣病の1次予防や重症化の防止、栄養や食生活をはじめとする生活習慣及び社会環境の改善などが、その運動の骨子になっています。しかし、それがほとんど功を奏していないのは、悪性腫瘍（がん）や糖尿病の増加を見ても明らかでしょう。

がん予防があらゆる病の予防になる

図表14を見てください。これは、厚生労働省が発表した2016年までのがん死亡者数

の推移です。時代を追うごとに、増加の一途を辿っているのがわかります。

これは一般的に言われる、高齢者の増加だけが要因ではありません。糖質過多の食生活やビタミンDの欠乏、昼夜逆転に代表される不規則な生活パターンなども理由として考えられます。統計データには表れていないのですが、臨床の現場では若い世代のがん患者さんが増えている印象もあります。

また、日本の糖尿病人口は、厚労省が推計を始めた１９９７年が６９０万人だったのに対して、２０１６年には１０００万人にも達しています。発症に至らない、いわゆる糖尿病予備群は、２００７年の１３２０万人をピークに減少傾向にあるとはいえ、それでも２０１６年は推計１０００万人と、糖尿病とその予備群だけで２０００万人もの数に上るのです。糖尿病は、若い世代でも確実に増えています。

一方、図表15は２０１６年の死亡数・死亡率（人口10万対）を死因順位別に４位まで示したものです。

１位は悪性腫瘍、つまりがん。37万２９８６人もの人が亡くなり、全死亡者に占める割合も28・５％に上っています（人口10万人に対して、２９８・３人が死亡）。このがんによる

死因	死亡数	死亡率（人口10万対）
悪性腫瘍	37万2986人	298.3人
心疾患	19万8006人	158.4人
肺炎	11万9300人	95.4人
脳血管疾患	10万9320人	87.4人

図表15　2016年の死亡数・死亡率（人口10万対）の死因順位別

出典：平成28年人口動態統計（厚生労働省）

死亡数は増加の歯止めが効かず、1981年に死因のトップになってから、今日までその座を揺るぎのないものにしています。

死因2位の心疾患は、1985年に脳血管疾患に代わって2位になって以来、その後も死亡数・死亡率とも増加傾向にあり、全死亡者に占める割合も15・1％になっています。

3位の肺炎は1980年に不慮の事故に代わって死因の4位になりましたが、その後も増加傾向が止まらず、2011年に脳血管疾患を抜き3位になりました。全死亡者に占める割合は9・1％です。

4位の脳血管疾患は、かつて死因のトップでした。それが、1970年をピークに下降線を辿ると、がんや心疾患、肺炎による死因にその座を譲り、全死亡者に占める割合も8・4％と低下しています。

日本人が全体的に長寿傾向になったのは、この脳血管疾患の減少によるものです。しかし、その分、がん死が顕著に増加し、心疾患死や肺炎死も上昇傾向にあることから、延びるばかりの平均寿命に健康寿命が置いていかれるのは、ある意味で当然のことなのです。

では、がんをはじめとするこれらの疾患を減らし、健康寿命を延ばすためには、何をしたらいいのでしょうか。

答えは、一にも二にもがん予防に徹することです。

がんと糖尿病の深い関係

前著『ケトン食ががんを消す』で詳しく述べているので、ここではごく簡単に説明します。がん細胞が主な栄養源としているのは、炭水化物から合成されるブドウ糖（グルコース）です。それも、正常細胞の３〜８倍のブドウ糖を取り込まなければ生命活動を維持できません。

そのため、がん細胞の細胞膜では、細胞内へのブドウ糖の取り込みを担当する「ブドウ糖輸送体（グルコーストランスポーター）」というタンパク質が、異様に増えているのです。

このブドウ糖を好むがん細胞の発生に絡んで問題視されているのが、糖尿病の発症です。糖尿病は1型と2型に分類されます。

インスリンを合成する、すい臓のランゲルハンス島β細胞の先天的異常やウイルス感染によるものが1型糖尿病で、これは子どもに多く見られます。

一方、糖質の摂取過多、肥満、運動不足、ストレスなどによってインスリンが過剰に分泌され、その結果インスリンの機能そのものが低下してしまった状態を2型糖尿病と呼びます。

通常、インスリンは食事によって増えた血糖を処理し、全身のほぼすべての臓器細胞にブドウ糖を取り込ませます。これが私たちの主なエネルギー源となりますが、臓器細胞に取り込まれるブドウ糖が過多になると、過体重や肥満に見舞われます。この糖質過多の食生活が続くと、やがてインスリンの感受性が弱まり、処理しきれなくなった血糖が血中に残るようになります。

簡単に言うと、これが2型糖尿病の正体で、糖尿病の約9割を占めています。

前記したように、現在日本には糖尿病とその予備群が、約2000万人もいると推定されています。約6人に1人が糖尿病か、その因子を有していることになります。この背景の一つに、日本人のインスリンの分泌量が欧米人のそれと比べて少ないことがあります。
　そこに、欧米化した食事や糖質の摂取過多という食習慣が広まったことで、インスリンによるブドウ糖の処理が追い付かなくなりました。その結果、すい臓のランゲルハンス島β細胞のインスリン分泌の力が衰え、膨大な数の2型糖尿病の患者さんとその予備群を生み出してしまったと考えられます。

　この2型糖尿病の患者さんに、がんの発生率が高いことは、かねて指摘されてきました。2010年、米国の糖尿病学会と癌学会は、「糖尿病ががんのリスク因子である」との共同声明を出しました。日本の糖尿病学会と癌学会も、2013年にこんな共同声明を発表しています。

　糖尿病（主に2型糖尿病）は、日本人では大腸癌、肝臓癌、膵臓癌のリスク増加と関連しています。（略）健康的な食事、運動、体重コントロール、禁煙、節酒は2型糖尿病および癌の予防につながる可能性があり、行うことが勧められます。

また、同年3月には、WHO（世界保健機関）も、肥満や糖尿病、がん、虫歯などの疾患が近年急増している要因として、糖類摂取量の増加を挙げています。

前記したように、糖尿病とは血糖を正常に保つインスリンの処理能力が低下することによって、血糖の量が絶えず上昇している状態を指します。これによって、より多くの糖質ががん細胞に栄養源として取り込まれてしまうのです。

このことからも、糖尿病の患者さんやその予備群が、がん体質を併せ持っていることは、少なくとも否定することができません。

がんだけではない、糖尿病が引き起こす死に至る病

しかも、糖尿病が引き起こす病は、がんだけではありません。糖尿病の3大合併症として知られているのは、神経障害、網膜症、腎症です。なかでも、糖尿病腎症は週に約3回、半日がかりで人工透析を受けなければ、生存の危機に晒されます。

それ以外にも糖尿病は動脈硬化を引き起こし、心疾患や脳血管疾患の発症リスクを高めることがわかっています。

つまり、前記の死因順位4位までのなかに、糖尿病が引き起こすと考えられる疾患が、が

ん、心疾患、脳血管疾患と3つも入っているのです。さらに、認知症やアルツハイマー病の発症のリスクが2倍になるなど、認知機能とも密接に関わっています。

　こうした疾患は、食生活の乱れ（糖質過多など）や不規則な生活が大きく関与しています。逆に言えば、栄養の乱れの改善や生活環境の見直しが、前記した死に至る病の発症リスクを低下させ、健康寿命を延ばす大きな一助になるのです。

　そのためには、後述するがんを予防する食生活、さらに人類全体が顕著な傾向にあるビタミンD不足の改善に徹することが、何よりも大切になってくるでしょう。

糖尿病とビタミンD

　実は、糖尿病においても、ビタミンDが大きく関与しているのがわかってきました。インスリンを分泌するすい臓のランゲルハンス島β細胞には、ビタミンDの受容体があります。そこから合成されたビタミンDが、カルシウム濃度を変化させることによって、インスリンの分泌を促すのです。

　さらに、インスリンの分泌はビタミンDを活性化させます。つまり、ビタミンDとインスリンの働きは、共依存的な相互関係にあり、ビタミンDの補充が糖尿病の予防あるいは改善に繋がると考えられるのです。

フィンランドでそれを裏付ける追跡調査が行われました。１万人以上の子どもに、生後１年から毎日50㎍のビタミンDを与え、31年間にわたって追跡調査したものです。

その結果は驚くべきものでした。１型の糖尿病になる確率が、80％も低下したのです。ビタミンDが１型糖尿病のリスクを大幅に下げるというこの報告に関しては、ビタミンD欠乏症の子どもとの比較においても裏付けられました。欠乏症のない子どもに対して、欠乏症の子どもの１型糖尿病になる確率は、その２倍に上るという報告です。

同じように、２型糖尿病に関しても、以下のようなビタミンDの効果が報告されています。それは、米国ボストンのピッタ博士らが行った、血中ビタミンD濃度と２型糖尿病の発症率及びインスリンの抵抗性（インスリンの作用が発現しにくい状態）との関係についての研究です。

糖尿病を患っていない白人成人３１４人に、３年間にわたって毎日17・５㎍のビタミンDと５００㎎のクエン酸カルシウムを摂取させたところ、２型糖尿病の発症率が大幅に低下し、インスリンの抵抗性も低かったことが確認されたのです。

一方、英国マンチェスター王立診療所のクマール博士らは、ビタミンＤ欠乏症の患者を対象に、５か月にわたって毎日50μgのビタミンＤを投与するという研究を行いました。その結果、血糖値の低下やインスリンの分泌増加が認められ、すい臓のランゲルハンス島β細胞の機能が改善されたことがわかったのです。

米国アルバートアインシュタイン医科大学では、別の角度からビタミンＤと糖尿病との因果関係を調査しました。過体重の肥満成人６４５人を対象にビタミンＤを投与した観察データで、高タンパク食群と標準タンパク食群を、それぞれ低脂肪食群、高脂肪食群に分類して合計４つに分け、２年間にわたって追跡したものです。

その結果、すべての群において、数kgの体重減少が認められるとともに（ただし、統計的には有意な差はない）、ビタミンＤの代謝関連遺伝子（体内でのビタミンＤ合成を助ける遺伝子）を変異させる「Ｔ変異体」という機能を持っている人に、インスリン感受性の顕著な改善が見られました。

変異体とは、遺伝子のコピーミスによって新しい性質を持った生命体に生まれ変わる機能を指し、多くの人がこのT変異体を持っています。

注目すべきは、高タンパク食群と標準タンパク食群との比較において、ビタミンDの代謝関連遺伝子にT変異があると、高タンパク食群のほうでインスリン濃度がより顕著に改善され、血中ビタミンD濃度も統計的に有意に上昇したことでしょう。

このことは、ビタミンDの補充が、糖尿病の改善に役立つことを示しています。


ビタミンDが糖尿病予防のための一助になることは、もはや疑いの余地がありません。同時にそれは、がんをはじめとする多くの現代病の予防にも繋がります。そして、そのためには何よりも優先して、食習慣を見直す必要があります。

最も大きながんの原因は食事

図表16は、米国の研究者が２００８年に発表した、がん死亡に占める原因の内訳です。食事が全体の27％を占める1位。タバコが22％を占めています。喫煙のリスクについては、ここで説明するまでもないでしょう。その喫煙以上に食事ががん死を引き起こす要因となるのです。

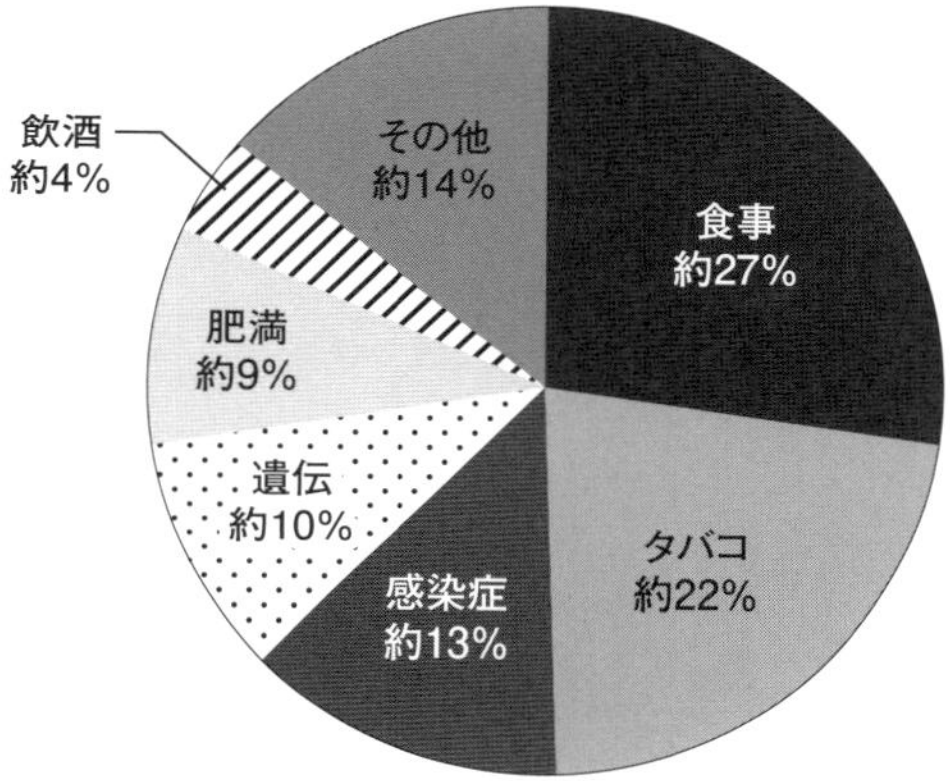

図表16　がん死亡に占める原因の内訳（米国）

出典：Anand P「Cancer is a preventable disease that requires major lifestyle changes.」を一部改変

では、食事のいったい何が、がんのリスクを高める、あるいは下げるのでしょうか。

図表17は2011年、国立がん研究センター予防研究グループが作成した、がん発症のリスクに関わる食習慣と栄養関連因子を簡単にまとめたものです。

○がリスク要因となるもの。↓がリスクを下げる要因となるものです。アルコールが食道がんや肝臓がん、大腸がんなどのリスクを高めるとともに、塩分や獣肉類も胃がんや大腸がんのリスクを高めるとしています。これは欧米化した肉食中心の食生活に警鐘を鳴らすもので、同センターでは赤肉の摂取を週500g未満にするよう推奨しています。

また、栄養関連因子では、糖尿病が大腸、

部位	食習慣						栄養関連因子		
	野菜	果物	獣肉類	塩分	アルコール	熱い飲食物	糖尿病	肥満	運動
食道	↓	↓			○	○			
胃		↓		○					
大腸	↓		○（保存・加工肉）		○		○		↓↓（結腸）
肝臓					○		○	○	
すい臓							○	○	
肺		↓							
乳房					○			○（閉経後）	↓
膀胱							○		
子宮							○	○	

※○：リスク要因、↓：リスクを下げる要因

図表17　がんのリスク因子

出典：Inoue M「Attributable causes of cancer in Japan in 2005--systematic assessment to estimate current burden of cancer attributable to known preventable risk factors in Japan.」

肝臓、すい臓、膀胱などのがんの発症に繋がり、肥満もまた、肝臓がん、すい臓がん、子宮がんのリスクを高める因子としています。

一方、がん発症のリスクを下げる食品としては、野菜や果物が挙げられており、適度な運動も効果的だとしています（ただし、私が推し進めるがん治療に特化した「免疫栄養ケトン食」では、糖質の多い果物は基本的に避けるようにしています）。

長野県民が長寿の理由

ここで、日本一の長寿県である長野県の例を挙げてみましょう。

２０１５年時の平均寿命は、男性が全国2位となる81・７５歳。女性が全国１位となる87・６７歳。がんの死亡率も全国一低いことがわかっています。

厚生労働省はその要因を長野県特産のキノコ類などの農作物にあるのではないかと考え、「長野県の低がん死亡率と農作物との関連についての疫学研究」に取り組みました（国立がんセンター研究所支所臨床疫学研究部、４総合病院などとの共同研究による）。

その結果が図表18です。

ブナシメジ、ナメコをほとんど食べない人が胃がんになる確率、さらにエノキタケ、シイ

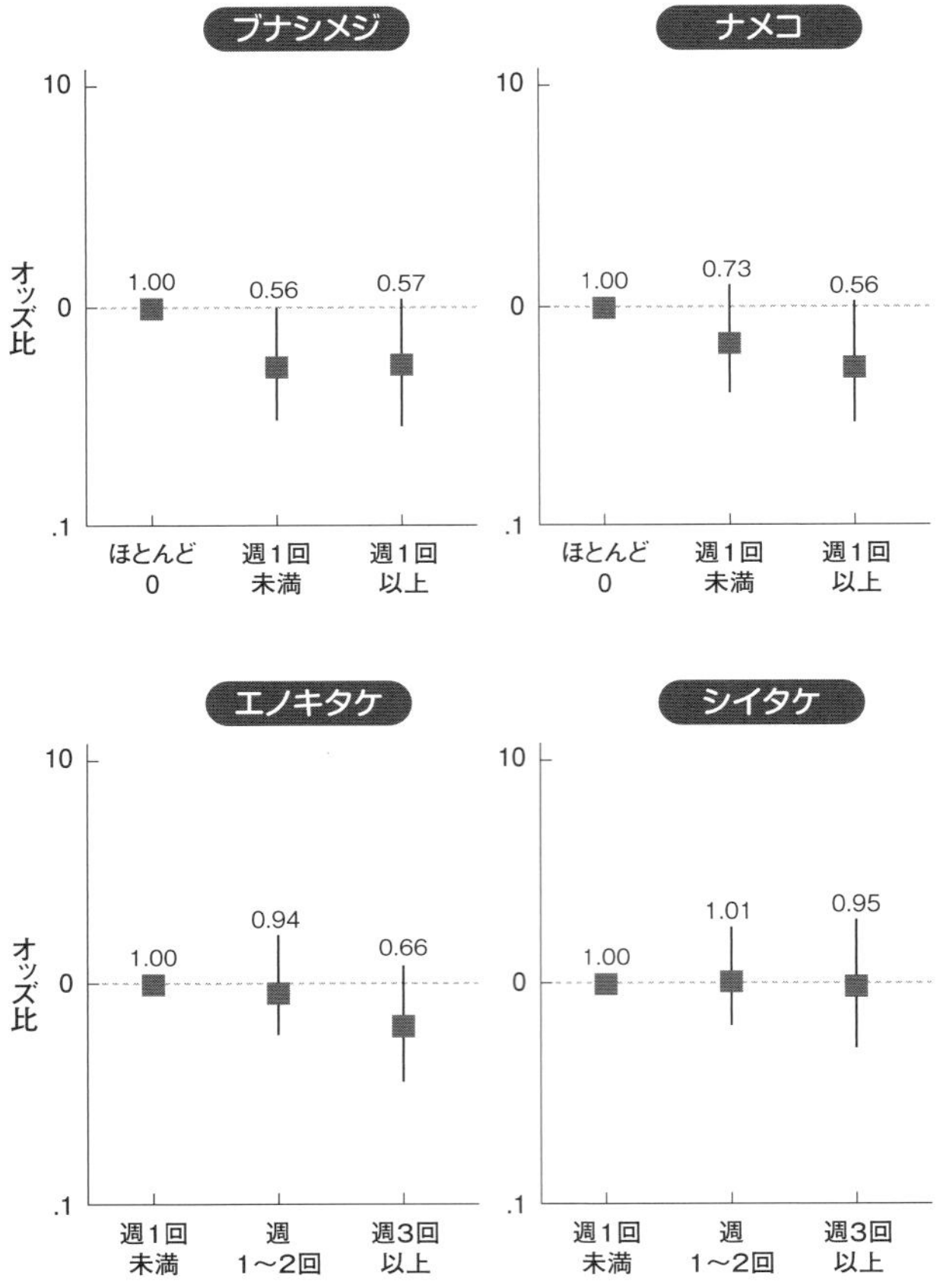

図表18　食用キノコ摂取による胃がんのリスク低減

出典：北信総合病院、篠ノ井総合病院、長野松代総合病院、佐久総合病院、長野県農村工業研究所、国立がん研究センターがん予防・検診研究センター予防研究部「長野県の低がん死亡率と農作物との関連についての疫学研究」

タケを週1回未満しか食べない人が胃がんになる確率をそれぞれ1（オッズ比）とした場合、それ以上食べている人がどのぐらいの確率で胃がんになるかを表したものです。

シイタケを週1～2回食べる人こそ、オッズ比はほとんど変わりませんが、それ以外はすべて顕著なリスク低下が見られています。

このことから、長野県のがん発症率が低く、長寿県であるのは、キノコなどの農作物の摂取量が多いからであると推測されています。

その証拠の一つとなるのが、総務省が行っている「家計調査」の結果です。都道府県別のデータはないのですが、都道府県庁所在市別のデータがあり、キノコの消費量では長野市が1位なのです（2016年）。

細かく説明すると、「家計調査」の対象になっているキノコに関する項目は「生しいたけ」「しめじ」「えのきたけ」「他のきのこ」の4つで、それらを合計した長野市の一世帯当たり年間平均購入量は12・562kgとなっています。ちなみに全国平均は9・684kgで、2位の山形市は同12・229kgです。

キノコ類に多く含まれるビタミンD

キノコ類には、がんを抑制するβ‐グルカンが含まれています。このβ‐グルカンは、免疫系で最強と言われるNK（ナチュラルキラー）細胞を活性化させる多糖類の一種で、がん細胞をアポトーシス（細胞死）へと誘導する働きも持っています。

さらに、キノコ類にはビタミンDが多く含有されていることもわかっており、前記したように、特にキクラゲにはわずか2gで約2・6μgと、他の食品の追随を許さないほどの豊富なビタミンDが含まれているのです。

このキノコ類の摂取が食習慣の一つになっている長野県は、減塩と野菜摂取量の増加による食の改善や、高齢者の就業にも取り組んできました。これが、がん予防だけでなく、高血圧や脳卒中などの予防にも繋がり、日本一の長寿県になったのではないかと、長野県庁は2014年度に実施した「長野県健康長寿プロジェクト・研究事業」で分析しています。

実際、35歳から75歳までのがん患者さんが全国で上昇傾向にあるなか、長野県の同齢幅におけるがん患者さんは減少傾向にあるのが統計でも明らかになっています。75歳未満の年齢別に見た死亡率も全国最低レベルの47位ですし、部位別で見ても、胃がん男性45位・女性37

位、大腸がん男性41位・女性40位と、47都道府県のなかでほとんどが最低レベルなのがわかります。

キノコ類を豊富に摂取する食習慣が、長野県をがんの少ない長寿県としたのは、少なくとも否定することはできないでしょう。

日本一の男性長寿地区・横浜市青葉区の事例

こうした食習慣や生活習慣の改善が、現代病や生活習慣病の予防、ひいては健康寿命を伴う長寿に繋がることは、他の例でも明らかになっています。

横浜市の青葉区を例にとってみましょう。全国を各市区町村のエリアで分けた場合、男性では青葉区民が日本一の長寿であることが、最近の調査でわかりました（女性は９位）。

考えられる要因としては、以下のことが挙げられています。

①　同区に住む男性の喫煙率19・1％。これは全国の男性喫煙率（39・３％）の半分以下で、横浜市全体の32・３％から見ても、極めて低い。喫煙が肺気腫や胃がんのリスクを大きく高めることを考えると、青葉区の長寿の理由の要因がここから見ることが

できる。

②　適正飲酒率（1日当たりビール2本、日本酒なら2合まで）以上の人が23・1％。横浜市18区のなかで、最も低い割合。

③　食事における塩味の好みについて、「濃いほうである」との回答11％。これも同18区中、最も低い数字。

④　「体重／身長の二乗」で割り出されるBMI（体格指数）の標準は22。これが25以上の場合、肥満と判定されるが、同区のBMI25以上の人は18・8％。これもまた、同18区中、最も低い数字。

⑤　血圧異常なしの人が67・6％。同じく同18区で1位。

以上の調査結果は、青葉区民の生活習慣病予防に対する意識が高いこと。その意識に基づく生活習慣の改善が、同区をエリア別男性長寿日本一に押し上げたことを物語っています。

東京都世田谷区の事例

長寿エリアと言えば、私が以前住んでいた世田谷区も、東京都長寿地区のベスト3にランクされています。

同区の人口は２０１７年９月現在、約88万人。１００歳以上の人が４３７人（男性61人、女性３７６人）と、同区全人口の０・０５％を占めます。人口10万人当たり49・６６人の１００歳以上が存在することになります。

これに対して、同年の東京都の人口10万人当たりの１００歳以上は42・８３人ですから、都内でも世田谷区が長寿なのがわかるでしょう。

私は東京都の公社病院でがんを専門に診療を行っていますが、週に１日は世田谷区の在宅クリニックに勤務し、がん患者さんの在宅支援と高齢者の訪問診療に当たっています。

その経験から見えてきたのが、世田谷区が高齢者の住みやすい街だということです。

たとえば、世田谷区内には介護付き有料老人ホームが１７０カ所以上あり、これは都内でも抜きん出ています。

この有料老人ホームや老人保健施設は、年間を通じて冷暖房などの室温管理がなされており、気候の変化による心身へのストレスがほとんどありません。食事も栄養バランスが考慮されたものが提供され、娯楽や催しものなどの活動も毎日のように行われています。高齢だからといって、引きこもる必要がないのです。

さらに、体調の異変があった場合は、提携する訪問クリニックの医師が駆けつけ、すぐに対応します。つまり、有料老人ホームや老人保健施設の充実によって、高齢者は療養型病院に匹敵するような手厚い介護と快適な生活空間を得られるのです。

長寿だけどビタミンDは超欠乏

図表19は世田谷区の超高齢者への初期の診察で、私がその実態をまとめたものです。90歳から１００歳までの女性11人、男性２人の計13人のＡＤＬ（日常生活における動作）、血中ビタミンＤ濃度、脳血管疾患歴の有無、認知症の度合い、骨折歴などを記していますが、ここから長寿の一つの理由が浮かび上がってきています。

それは脳血管疾患の患者さんが少ないことです。

高齢者が介護を必要とするようになる原因のトップは、脳血管疾患だと言われています。それを経験していないことが長寿に至った要因ではないかと推測されるのです。

そのことを物語るように、ＡＤＬは寝たきり率が20％と低く、独歩可能者も60％を占めています。寝たきりになったり車いすに頼ったりするようになったのも、その半分が大腿骨頚部の骨折が引き金になっていました。

年齢／性別	ADL	血中ビタミンD濃度(ng/ml)	脳血管疾患	認知症	骨折歴
100/女性	独歩	16.1	なし	中程度	大腿骨頸部骨折
100/女性	独歩	11.0	なし	高度	なし
100/女性	寝たきり	7.7	なし	高度	なし
100/女性	独歩	8.6	なし	軽度	なし
97/女性	独歩	12.8	なし	軽度	腰椎圧迫骨折
96/女性	独歩	6.8	なし	中程度	なし
96/男性	独歩	7.9	あり	なし	なし
96/男性	車いす	5.7	なし	中程度	なし
95/女性	独歩	7.2	あり	高度	大腿骨頸部骨折
92/女性	独歩	6.4	なし	高度	なし
92/女性	車いす	9.7	なし	軽度	大腿骨頸部骨折
92/女性	車いす	7.1	なし	中程度	大腿骨頸部骨折
90/女性	寝たきり	7.0	なし	高度	大腿骨頸部、腰椎

※認知症の程度　軽度：会話が成立する。　中程度：会話がある程度成立。
高度：会話が成立しない。　な　し：短期記憶も問題なし

図表19　東京都世田谷区の超高齢者の実態

出典：筆者作成

ただし、認知機能の衰えは目立っており、軽度の認知症が３人。９人が中程度以上の認知症に陥っていました。さらに、表から一目瞭然のように、血中ビタミンＤ濃度はすべて超欠乏で、平均はわずか８・８ng／mℓ。これは、老化によってビタミンＤを皮膚合成しにくくなった高齢者特有の症状です。

こうしたビタミンＤの欠乏が認知機能の低下にも関与していることが、最近の諸外国の研究によっても明らかになりつつあります。

人生１００年時代を健康的に生きるためには、食生活の改善に加

えて、ビタミンDの強化も欠かせません。そのことから、目下私はこうした超高齢者にもサプリによるビタミンDの服用を勧めているところです。

世田谷区の高齢者との比較で私が思い出すのは、山口県の一軒家で暮らす私の両親のことです。

冬になると、気密性の低い一軒家には、冷たい隙間風が侵入します。広いだけの廊下は、それこそ立っているだけで辛く、浴室の脱衣所で衣類を脱ぐときは、これから露天風呂にでも入るかのような寒さで、全身が凍えるほどです。

この高齢者に厳しい生活環境が影響したのかもしれません。2018年2月、75歳だった父が脱衣所で意識を失い転倒し、2か月後に意識障害を起こしたのです。慢性硬膜下血腫の発症でした。

幸い緊急手術で一命は取り留めましたが、このような温度差のストレスが、高齢になればなるほど体に大きな負担をかける——。そのことを思い知らされました。

そういう意味で、長野県のようなキノコ類をよく摂る食習慣や県民の高い就業意欲、横浜市青葉区民に見る生活習慣病の予防に対する真摯な意識、さらに世田谷区が展開するような高齢者への快適空間の提供が、健康寿命を延ばす大きな要因になるのは間違いないでしょう。

長野でもビタミンＤ不足

ただし、少々ショッキングな事実を付け加えなければなりません。ビタミンＤ不足が蔓延する昨今、日本一の長寿を誇る長野県でさえ、その例外ではなかったことです。

２００３年10月、日本骨粗鬆症学会が、長野県在住の30～95歳までの健常女性４６４人を対象に、血中ビタミンＤ濃度を測定しました。血中ビタミンＤ濃度の年齢との関連や季節変動を調べる他、それが骨代謝に与える影響なども調べています。

その結果、冬場で低く夏場で高くなるという血中ビタミンＤ濃度の季節変動は認められましたが、年齢にはまったく関係ないことがわかりました。

意外だったのは、血中濃度の数字です。血中ビタミンＤ濃度の10ng／mℓ未満の超欠乏は２・２％とわずかだったものの、20ng／mℓ未満の欠乏が全体の55％にも達していたのです。

このことは、ビタミンＤ欠乏症がもはや全国レベルで拡大していることを表しているでしょう。

ＤＨＥＡとアディポネクチン

ビタミンＤがいかに、長寿の鍵を握っているか。それを説明する前に、最近話題になった２つの長寿ホルモンについて説明しましょう。

その一つが「ＤＨＥＡ」（デヒドロエピアンドロステロン）という副腎や性腺で合成される男性ホルモンの一種です。これは、京都府立医科大学の研究グループが、１００歳以上が全国平均の３倍もいる京都府北部の京丹後市の90歳以上７人を対象に、長寿の要因を研究した際に浮き彫りにされたホルモンで、７人の高齢者すべてにこのＤＨＥＡの高値が確認されたのです。

ＤＨＥＡは「若返りホルモン」とも呼ばれ、骨や筋肉を増殖させる他、性欲をアップさせるなど性機能改善にも関わっています。

食べ物で言えば、ビタミンＣなどがＤＨＥＡの産生に関与しています。その一方でストレスがＤＨＥＡの合成能力を低下させることもわかっており、この長寿ホルモンを活性化させるためには、ストレスを溜め込まず、趣味を楽しむなどの生活習慣がまず必要になってくるかもしれません。

そして、もう一つの長寿ホルモンが「アディポネクチン」という脂肪細胞から分泌されるホルモンです。大阪大学医学部の研究チームが発見したこのホルモンは、インスリンの働きを助けて糖尿病の予防や改善に貢献する一方、血管を広げることで高血圧を予防したり、さらに動脈硬化予防にも効力を発揮してくれることがわかりました。

アディポネクチンは大豆食品を多く摂取することで活性化しますが、実は長寿者に多く分泌されることが、慶應義塾大学医学部の研究によって明らかになっています。

１００歳以上の女性66人と、20歳代の若い女性66人のアディポネクチンの分泌量を比較したところ、１００歳以上の平均値が、20歳代女性のそれを2倍近く上回っていたことがわかったのです。

ビタミンＤも長寿ホルモン

この2つの長寿ホルモンと並んで、私はビタミンＤも長寿ホルモンの一種ではないかと考えています。

前記したように、ビタミンＤには骨形成のための腸内でのカルシウム吸収促進に加え、がんなどの異常細胞を自滅へと誘導する働きや、Ｔ細胞、Ｂ細胞などの免疫系の調整作用、インフルエンザや肺炎などの感染予防効果、血小板凝集抑制による動脈硬化などの予防作用、さらにインスリン分泌の促進作用によって糖尿病を改善する働きも持っています。

事実、最近は特に、血中ビタミンＤ濃度と生命予後（病気や手術などの経緯で、生命がどれだけ維持できるかの予測）との関連が注目されてきました。

そのきっかけの一つとして、透析患者さんへの活性型ビタミンＤ（1,25-OH_2ビタミンＤ）製剤の投与が、同患者さんの心血管系による死亡リスクを低下させたことが、相次いで報告されていることが挙げられます。また、透析患者さんに対するビタミンＤ治療が、心肥大の改善や心臓の収縮力の増強、免疫機能の向上をもたらすとする観察報告も多数寄せられるなど、長寿ホルモンとしてのビタミンＤの効果がしだいに認知されるようになってきたのです。

ビタミンＤが広範な生命機能を担っているのではないかと考えられるのは、すでに書いたように、ビタミンＤを合成するビタミンＤ受容体が、骨や腎臓、小腸といった臓器以外にも、心筋や血管、免疫細胞、神経細胞など、全身の多くに存在しているからです。これは、ビタミンＤの体内合成が、生命維持になくてはならないものであることを示しています。

その一例として、「骨血管相関」というものがあります。これは、骨粗しょう症と血管の石灰化（動脈硬化症）のリスクが関係していることを指す言葉ですが、以下のような興味深いことが報告されています。

活性型のビタミンＤは主に腎臓を経由して生成されますが、腎臓に障害のない者を対象に、活性型の血中ビタミンＤ濃度を調べたところ、その濃度が低いほど、冠動脈の石灰化が進んでいるのがわかったのです。

このことから、ビタミンＤ濃度が骨血管相関とも大きく関わる可能性が浮き彫りにされてきました。

前記したＤＨＥＡ、アディポネクチンに加え、私がビタミンＤも長寿ホルモンの一種ではないかと考えるのは、このようにビタミンＤが生命維持のための多岐にわたる役割を担っているからです。

ただし私は、ビタミンＤのサプリメント服用こそ推奨するものの、ＤＨＥＡとアディポネクチンのサプリメントは勧めることができません。いずれの濃度も病院では通常測定されず、サプリメントの安全性も確認されていないからです。

特に男性ホルモンの一種であるＤＨＥＡは、女性ホルモンの一種エストロゲンの原料になりますが、諸外国では女性に多毛症や皮脂の増加といった、男性ホルモンの過剰作用の副作用が報告されています。

くれぐれも注意してください。

ビタミンD不足がもたらす筋力の低下

ビタミンＤ不足がもたらす代表格と言えば、骨粗しょう症やくる病、変形性関節症などの骨疾患ですが、それらとリンクする形で、筋力の低下も引き起こすことは、あまり知られていません。

この筋力低下によって身体機能が衰えた状態は「サルコペニア」と呼ばれ、高齢者の転倒や骨折のリスクを上昇させるだけでなく、骨粗しょう症や骨軟化症の患者さんに対する薬物の効き目までも低下させてしまいます。

サルコペニアの引き金となるのは、ビタミンＤの欠乏や低タンパク質・高糖質摂取の他、主に以下のようなものが挙げられます。

喫煙、アルコールの過剰摂取、老化、長期の寝たきり、運動不足、性ホルモンの欠乏、糖尿病、ステロイド剤の使用……。

がん患者さんも、がん自体や抗がん剤の副作用などで、筋力の低下、特に上腕二頭筋や大腿四頭筋が細くなる、二次性のサルコペニアに見舞われる傾向が顕著です。

また、サルコペニアで筋力が低下すると、インスリンによる血糖の取り込み機能が衰え、正常な血糖値に適したインスリン作用が得られない状態、つまりインスリンの抵抗性を引き寄せてしまいます。これが２型糖尿病を発症させ、さらに糖尿病自体が筋肉量を減少させる二次性サルコペニアを派生させるという悪循環が始まるのです。

くどいようですが、全身の筋肉細胞にはビタミンＤの受容体が存在します。この受容体にビタミンＤが結合すると、筋肉内のタンパク質の合成が促進され、瞬発系である速筋の機能回復に繋がることが確認されています。

高齢者の転倒及び骨折の多くは、この速筋の衰えで踏ん張りが効かなくなることに起因しています。それを回避するためにも、速筋系の筋力の復活が求められるのは言うまでもありません。

実際、ビタミンＤの血中濃度とサルコペニアとの関連については、およそ以下のような報告が複数の観察研究から寄せられています。

血中ビタミンＤ濃度が20ng／㎖未満になると、筋肉の減少に伴う身体機能の低下や転倒及び骨折のリスクが高くなる。

ただし、これらの研究結果は、すべて一致しているわけではなく、ビタミンＤの強化がサルコペニアのリスクを低下させられると断言できるだけの研究報告が乏しいことも事実です。

したがって、加齢に伴うサルコペニアを予防するためには、ビタミンＤの補充以外にも、糖質中心の食事から筋肉量を増やすための高タンパク質食への積極的な変更、そして適度な運動が必要になってくるのです。

骨粗しょう症とビタミンＤ

骨粗しょう症は加齢に伴い増加していきます。高齢になってから発症すると言い換えてもよく、超高齢社会に突入した日本でも患者数が急増しています。

その数は約１３００万人。人口の約10％が骨粗しょう症患者さんと言われ、その予備群を含めると、２０００万人にも及ぶと推定されているほどです。閉経後の女性に多いのが特徴で、その理由は女性ホルモンのエストロゲンの分泌量が、閉経後に減少するからです。

それにしても、なぜ老化が骨粗しょう症を引き起こすのか。87ページで触れた「ビタミンDの3つの生理作用」のちょうど裏返しになりますが、以下の3つの要因が挙げられます。

①　腸管でのカルシウム吸収能力の低下。
②　腎臓でのビタミンD活性化能力の衰え。
③　ビタミンD不足による副甲状腺ホルモンの分泌量の増加。

③に関して補足すると、副甲状腺ホルモンの分泌量が増えると、血中のカルシウム濃度が下降し、それを補うために骨のカルシウムが血中に流れ込むことになります。その結果、骨密度が低下してしまうのです。

図表20は閉経後の女性1262人を対象に、血中ビタミンD濃度を4群に分けて、15年間にわたって骨折の発生率を調べたものです。

このデータが如実に示すように、5年目には早くも30ng／mℓ以上の群と20ng／mℓ未満の群

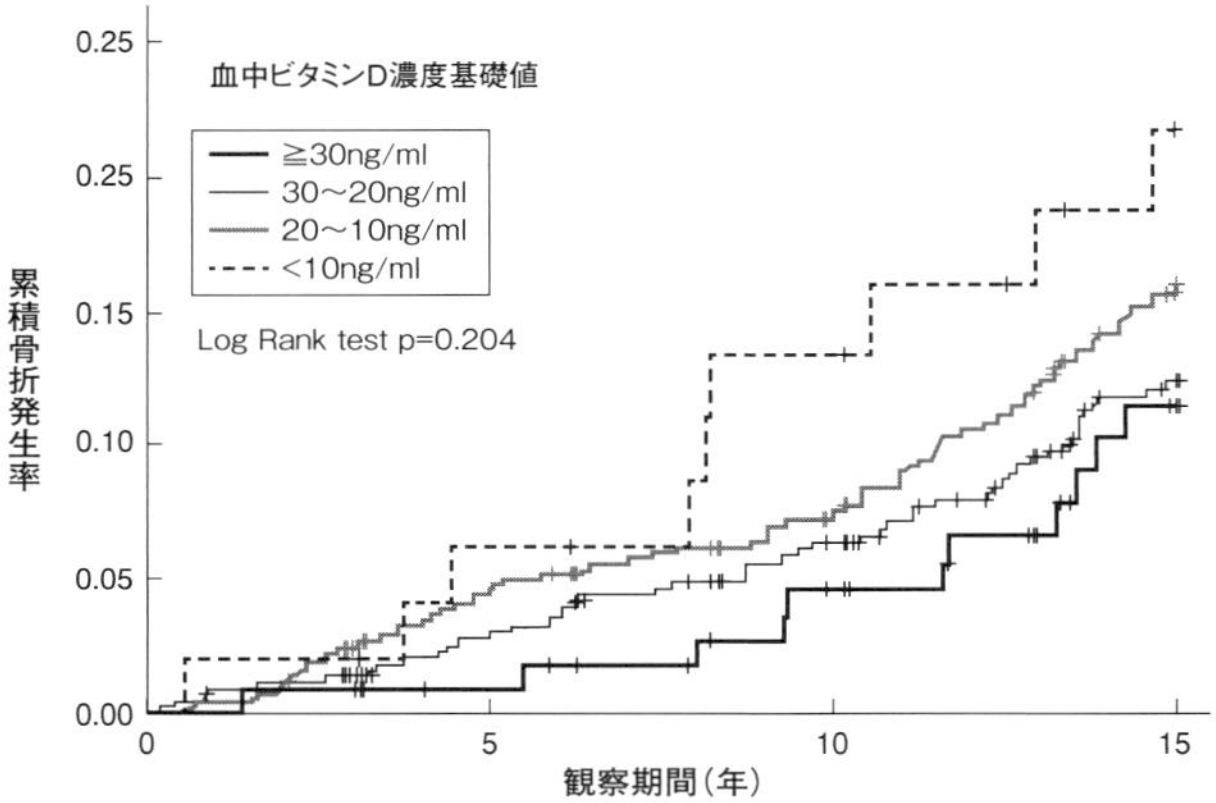

図表20　血中ビタミンD濃度と15年間の骨折発生率

出典：岡崎亮「骨粗鬆症と骨折」「食と医療　2018 SPRING-SUMMER Vol.5」

で、統計的に有意な差が見られ、15年後にもその差が顕著に表れました。

一方、骨粗しょう症における骨折は、約80%が大腿骨頸部骨折であることが報告されています。これは、転倒によって尻もちをつくことが要因で、大腿骨頸部の骨折が年々増加傾向にあるのも、高齢者の増加に伴うビタミンD欠乏症の蔓延と無縁ではないと、私は捉えています。

骨粗鬆症財団理事長の折茂肇医師らは、国内の50施設を調査、観察した結果、日本全体における大腿骨頸部骨折の新規発症を年間8万9900～9万4900人と推計。大腿骨頸部骨折によって寝たきり、あるいは要介助となる者が、その36～42％におよぶと推測しています。大腿骨頸部骨折と血中ビタミンＤ濃度との関連を調べた海外のある研究では、患者さんの91・６％が20ng／mℓ未満の欠乏症だったことが報告されています。

また、骨折経験のない高齢女性35人と、転倒などで骨折した直後の高齢女性患者さん72人を比較対象として、それぞれの血中ビタミンＤ濃度を調べた興味深い研究も残されています。それによると、骨折経験のない高齢女性の血中濃度の平均が18・６ng／mℓだったのに対して、転倒などで骨折した高齢女性のそれはわずか９・１ng／mℓ。極端な欠乏症だったことが明らかになったのです。

加齢とともに欠乏の一途を辿るビタミンＤ。それが、骨粗しょう症や骨折を発生させ、寝たきりや要介助へと繋がっていく。このことを考えると、ビタミンＤ補充を含む食生活の改善と適度な運動は、人生１００年時代に突入したいま、誰にとっても必要にして不可欠なものと言えるでしょう。

脳・心血管系疾患

すでに説明したように、脳・心血管系疾患（脳卒中や心筋梗塞など）は日本人の死因の上位を占めています。この疾患を抑えるのにビタミンDが有効に作用する仕組みとして、主に以下の3つの理由を提示することができます。

一つは活性化したビタミンDが、血圧の上昇を抑えてくれることです。

ビタミンDの降圧効果は、2007年に報告された米国ハーバード大学のフォーマン博士らの大規模な研究でも明らかになっています。男性613人、女性1198人を対象に血中ビタミンD濃度と高血圧発症の関連を4〜8年間追跡調査した結果、血中ビタミンD濃度が30ng／mℓ以上の人と比べて、15ng／mℓ未満の人は男性で約6倍、女性で約3倍、高血圧を発症するリスクが高まることがわかったのです。

脳・心血管系疾患と高血圧の因果関係が明確になっているなか、ビタミンDがそれらの疾患を抑えるのに有効に働くもう一つの理由として、血管内皮細胞や心筋細胞などにビタミンDの受容体が広く存在していることが挙げられます。

ビタミンDはこれらの細胞に働きかけ、血管内の粥状硬化症（動脈壁に粥状の塊ができることで、内腔が狭くなる症状）の発生を防いでくれます。この粥状硬化症は、動脈硬化を引き起こす最も大きな要因です。ビタミンDの補充は、動脈硬化がもたらす脳梗塞や心筋梗塞の予防にも繫がるのです。

そして、もう一つはビタミンDが副甲状腺ホルモンの分泌を抑制してくれることです。副甲状腺ホルモンは心筋細胞を肥大させ、炎症を起こしやすくする作用を持つため、心肥大や動脈硬化を引き起こすリスクを高めます。ビタミンDはそのリスクを低下させてくれるのです。

以上のことを前提として、まず日本人の死因第2位の心疾患とビタミンDの関係について説明していきましょう。

心疾患とビタミンD

心疾患による死亡は、そのほとんどが心筋梗塞から発生しています。血管のある箇所で動脈硬化による血栓ができると、血流が堰き止められます。そのため、心臓の筋肉が血液不足に陥ります。これが心筋梗塞の発作を生み出します。特徴は激しい疼痛を伴うことです。

心筋梗塞は死に直結します。一刻も早く医療的な措置をとらなければなりません。そのことを証明する以下のようなデータが、日本生活習慣病予防協会（ＪＰＡＬＤ）から報告されています。

たとえば、２０１４年の心疾患による死亡者数は、19万６９２６人に上っています。このうち急性心筋梗塞に見舞われた人の約14％が、病院に救急搬送される前に心停止。また、発生から30日以内の院内死亡率も６～７％。つまり、一時的に命を取り留めたとしても、安心できない現実が提示されているのです。

一方で、喫煙が心筋梗塞を引き起こす大きな要因であることは知られていますが、同協会では、喫煙者が禁煙して10～14年ほど経つと、心筋梗塞のリスクが非喫煙者と同等レベルに下がると報告しています。

この心筋梗塞の大元となるのは、高血圧や動脈硬化、そして糖尿病などです。ビタミンＤには心筋梗塞を直接予防する効果はありませんが、その前段階としての高血圧、動脈硬化、糖尿病を予防する効果があることは、すでに書いた通りです。

それを裏付けるように、１９９０年にオークランド大学のスクラッグ博士らが、次のような研究報告を残しています。

血中ビタミンD濃度10ng／㎖未満の人たちとの対比において、同濃度17ng／㎖以上の人たちは、心筋梗塞を発症する危険度が70％減少する。

また、2008年には、ハーバード大学のジョバンヌッチ博士らの研究チームが、血中ビタミンD濃度30ng／㎖以上の人たちとの対比で、同濃度15ng／㎖未満の人は約2・4倍のリスクで心筋梗塞を発症することを報告しています。

こうした報告は、血中ビタミンD濃度を正常範囲の30ng／㎖以上に維持すれば、心筋梗塞の予防に十分貢献することを示しているでしょう。

脳血管疾患とビタミンD

日本人の死因4位の脳血管疾患（脳卒中）は、原因別に脳出血、脳梗塞、クモ膜下出血の3つに大別されます。

そのなかで最も多いのが脳梗塞です。原因はおよそ2つあり、一つは脳の血管そのものが動脈硬化を起こし、それによってできた血の塊が血流を阻害してしまうことから発生します（脳血栓症）。

もう一つは脳以外の障害が、脳に飛び火することで起こります。代表的なのが、不整脈の一つである心房細動によって心臓にできた血栓が、血流に乗って脳に運ばれることで起こるものです（脳塞栓症）。

これらによって脳梗塞の発作が起きると、手足の痺れや呂律が回らないなどの症状が現れ、時間が経つにつれてその症状が悪化。死に至ることも珍しくありませんが、多くの場合、一度の発作で麻痺や言語障害などの後遺症が残ってしまいます。脳の細胞は一旦失われると、ほとんどが再生しないからです。

前記の日本生活習慣病予防協会によると、2014年の脳血管疾患の患者数は、約117万9000人。そのうち脳梗塞による死亡者数は6万6058人。前記したように、介護が必要となる原因の1位も、この脳梗塞の発作（脳卒中）です。

また、脳出血に関して言うと、日本人の脳血管疾患患者におけるその割合は、欧米の2〜3倍にも上っています。これは、日本人に高血圧の患者さんが多いことの裏付けにもなっています。

脳血管疾患の発症の引き金となるのも、心疾患のそれと同じく、高血圧や動脈硬化、糖尿病であることがわかっています。そして、ビタミンDの不足がこれらの疾患にも大きく関与していることが明らかになってきました。

英国アーデンブルグ病院のプール医師らは、２００６年に脳卒中の急性期において、ビタミンD欠乏の患者が77％に上っていたことを報告しています。その後の１年間の追跡調査でも、依然として濃度が低いことを突き止めました。

このことから同博士らは、脳卒中の危険因子をビタミンD不足とし、治療後も健康を保つためにビタミンDの補充が不可欠だと結論づけています。

うつ病とビタミンD

現代病と言えば、うつ病などの精神疾患が猛烈な勢いで世界に広がっています。

２０１７年、ＷＨＯ（世界保健機関）が発表した世界のうつ病患者さんは、全人口の４・４％に当たる３億２２００万人。55～74歳の発症率が最も高く、２００５年から18・４％も増加しているとしています。

うつ病の大きな問題は、若年層の発症率が上昇傾向にあることでしょう。２０１５年時点で、世界の自死者78万８０００人のうち、うつ病が引き金と見られるものはその１・５％に当たります。なかでも15〜29歳の若年層の死因の２番目が自死という現状。これは、うつ病が解決されなければならない世界的な重大課題であることを物語っています。

実は、ビタミンDにはうつ病を改善する作用があることもわかってきました。うつ病は、脳内の神経伝達物質の不活性化がもたらす疾患ですが、ビタミンDの受容体が脳内でも前頭前皮質や海馬、視床、視床下部などの部位に多く発現しているのが確認されています。

その結果、ビタミンDが脳を酸化ストレスから保護する一方、ドーパミンやノルアドレナリンといった神経伝達物質の働きを改善させる働きがあることが明らかになったのです。

ビタミンDがうつ病改善に有効であることを調べる研究は数多く残っています。その一つが、カシャン医科大学のセペルマネシュ博士らがイランで行った40人の大うつ病性障害（抑うつだけでなく、認知機能や睡眠にも障害をきたす自律神経系の精神疾患）患者さんを対象とする研究です。

週１２５㎍のビタミンD投与群とプラセボ投与群との２群に分けて、８週間の経過期間を設けました。その結果、ビタミンＤ投与群のうつ症状に軽減傾向が見られたのです。この研究では、インスリン機能や酸化ストレスも、ビタミンＤ投与群のほうが改善したことが認められています。

また、テヘラン医科大学のコラマニャ博士らは、42人の大うつ病性障害患者さんを２群に分け、一方には抗うつ薬のフルオキセチン１日20㎎とビタミンＤ１日37・５μgを投与。もう一方にはフルオキセチンのみを投与し、８週間の経過観察を行ったところ、ビタミンＤ投与群のほうが明らかにうつ症状が改善したと報告しています。

うつ病の発生は、ストレス過多が主な要因と見られています。ビタミンＤの欠乏がストレスに拍車をかけ、うつ病を生じさせるのか。あるいは、うつ病の発症がビタミンＤを欠乏させるのか。

その辺は議論の余地があるものの、砂糖などの糖質過多とミネラル不足が、うつ病のリスクを高めることは、すでに科学的に明らかになっています。

したがって、うつ病を改善・予防するためにはストレスチェックや産業医などによるカウンセリングだけでなく、食生活の見直し、さらにビタミンＤ濃度の定期的な測定も必要ではないかと、私は考えています。

認知症とビタミンD

うつ病の増加とリンクする形で、認知症の急増も社会問題になっています。これは、長寿傾向に伴う現象でもありますが、厚労省のまとめた65歳以上の認知症高齢者数の推移を見ても、深刻化しているのがわかります。

それによると、２０１２年時点で、全国の認知症高齢者は、推計で４６２万人。認知症の出現率は１９９５年には６・９％だったのに対して、２０１２年には８・４％に上昇しているため、このままいくと２０２５年には７００万人を超えるのではないかとする見通しを立てています。

さらに、認知症予備群である軽度認知障害の高齢者も、２０１２年時点で４００万人いると推計されており、65歳以上の高齢者の５人に２人は、認知症かその予備群と言われているのです。

これに加えて、若年期認知症（18〜44歳）や初老期認知症（45〜64歳）と言われるものも、最近になって登場してきました。２００６年から２００８年にかけて全国５県２都市を対象に行われた調査によると、18～64歳までの認知症出現者は、人口10万人当たり47・6人と推定。男性の比率が高いことがわかっています。

この認知症の発生源として考えられているのが、脳血管性疾患やアルツハイマー病、頭部外傷の後遺症などです。

脳血管性疾患による認知症は多発梗塞性認知症とも呼ばれ、その言葉通り脳梗塞の発症後に発現する傾向があることがわかっています。

一方、アルツハイマー型認知症は、アミロイドβというタンパク質が脳に蓄積されることで、情報伝達を司る神経細胞間のシナプスに弊害を及ぼします。これによって、著しい記憶障害を引き起こし、認知機能の低下を招くのです。このアルツハイマー型認知症は、現在日本人の認知症患者さんの約60％を占めています。

認知症がこのように急増の一途を辿る背景として、日本人の長寿化に加え、多すぎる炭水化物の摂取や肉食の増加に見る食の欧米化、さらにビタミンDの欠乏に問題があるのは明らかです。

アルツハイマー型認知症とパーキンソン病では、記憶を司る脳の海馬において、脳の老化防止・活性化を導くタンパク質や、脳内神経の回路の形成に関わるタンパク質が欠乏状態に陥っています。

前記したように、ビタミンDの受容体は、この海馬にも多く出現しています。先にうつ症状を改善させる要因の一つとして、ビタミンD補充の必要性を挙げましたが、それが有効に働くのは、前記した2つのタンパク質の合成をビタミンDが促すからです。

同じような効果がアルツハイマー型認知症やパーキンソン病にも期待できるのは、英国エクセター大学の研究チームによって行われた以下の追跡調査からも容易に想像できるはずです。

同研究チームは、認知症がない歩行可能な65歳以上の高齢英国人1658人を対象に、血中ビタミンD濃度を測定し、平均6年にわたって認知症の発症状況などを調べています。その結果、血中ビタミンD濃度と認知症発症の明らかな関係が認められました。10～20ng／mℓ未満の軽度欠乏群は53％、10ng／mℓ未満の重度欠乏群に至っては、実に125％もの確率で認知症を発症することがわかったのです。

アルツハイマー病そのものに関しても、軽度のビタミンD欠乏群で69％、重度の欠乏群では122％の発症リスクが認められました。

つまり、重度のビタミンD欠乏症の人は、例外なく認知症を発症するのです。

ケトン食が認知症やアルツハイマー病を予防する

この認知症に関して、厚労省が発表した「日本人の食事摂取基準（2015年版）」によると、認知機能の低下及び認知症と栄養との関連には、十分な証拠はないとしています。

しかし、日本神経学会の「認知症疾患診療ガイドライン2017」には、認知症と栄養との関連を指摘する報告が多数載せられています。炭水化物を中心とする高カロリー食や低タンパク質・低脂肪食が、認知症や軽度認知障害のリスクを高める傾向にあることを示しているのです。

また、認知症のリスクを軽減、あるいは予防するものとして、大豆、大豆食品、藻類、乳製品、赤ワインなどが挙げられており、食事パターンとしても、新鮮な果物・野菜、魚介類、豆、全粒穀物（果皮や種皮、胚などを除去していない穀物）、オリーブオイルなどを使用する地中海食、多様で新鮮な自然食材を用いる和食などが、認知症の予防に繋がるとしています。

いずれも肉類と炭水化物が少なめ、かつ植物性のタンパク質をメインにした食事パターンです。

これは、私が展開する「免疫栄養ケトン食」にも通じるものがあるでしょう。

脳は一般的にブドウ糖をエネルギー源としています。詳しくは次章で述べますが、このブドウ糖エネルギーが枯渇すると、体内の脂肪酸やアミノ酸の一部が「ケトン体」という物質を作り出し、それがブドウ糖に代わるエネルギー源となります。

このケトン体こそが、「免疫栄養ケトン食」、つまりタンパク質とＥＰＡ、ビタミンＤを強化した糖質制限食（ケトン食）の母体となるものです。これを実践する私の高齢患者さんのほぼすべてにおいて、認知機能になんら問題が見られないのも、ケトン食が認知症やアルツハイマー病に対しても強力な予防策になりうることを示唆しているのです。

ケトン食が認知機能に与える効果を調査

この私の見解を裏付けるように、国立精神・神経医療研究センター神経研究所と株式会社・明治が、ケトン食が高齢者の認知機能の向上に貢献するのではないかと、共同研究チームを発足させました。

同チームがまず着目したのは、加齢や何らかの脳疾患で脳が正常に機能しなくなると、脳はブドウ糖をエネルギー源として利用することが難しくなるということです。そこからエネルギー源をケトン体に置き換えると、認知機能を改善できるのではないかと推測し、認知症を発症していない60歳以上の高齢者19人を対象に、ケトン食が認知機能に与える効果を調査しました。

ケトン体をエネルギー源とするために、対象者には医療用のケトン食として医療機関に供与されている粉ミルク（明治ケトンフォーミュラ）を摂取してもらう一方、別の日に同カロリーの通常ミルクを対照食として摂取してもらいました。その上で、血中のケトン体濃度の変化と認知機能テストの結果を比較したものです。

認知機能テストでは、記憶や情報を脳に一時的に保持、それを操作する「作業記憶テスト」と、一つの目的を達成させるための計画的な行動を促す「遂行機能テスト」を、それぞれ数字を用いて行いました。

その結果が図表21です。いずれのテストでも、ケトン食を摂取したときのほうが、統計的

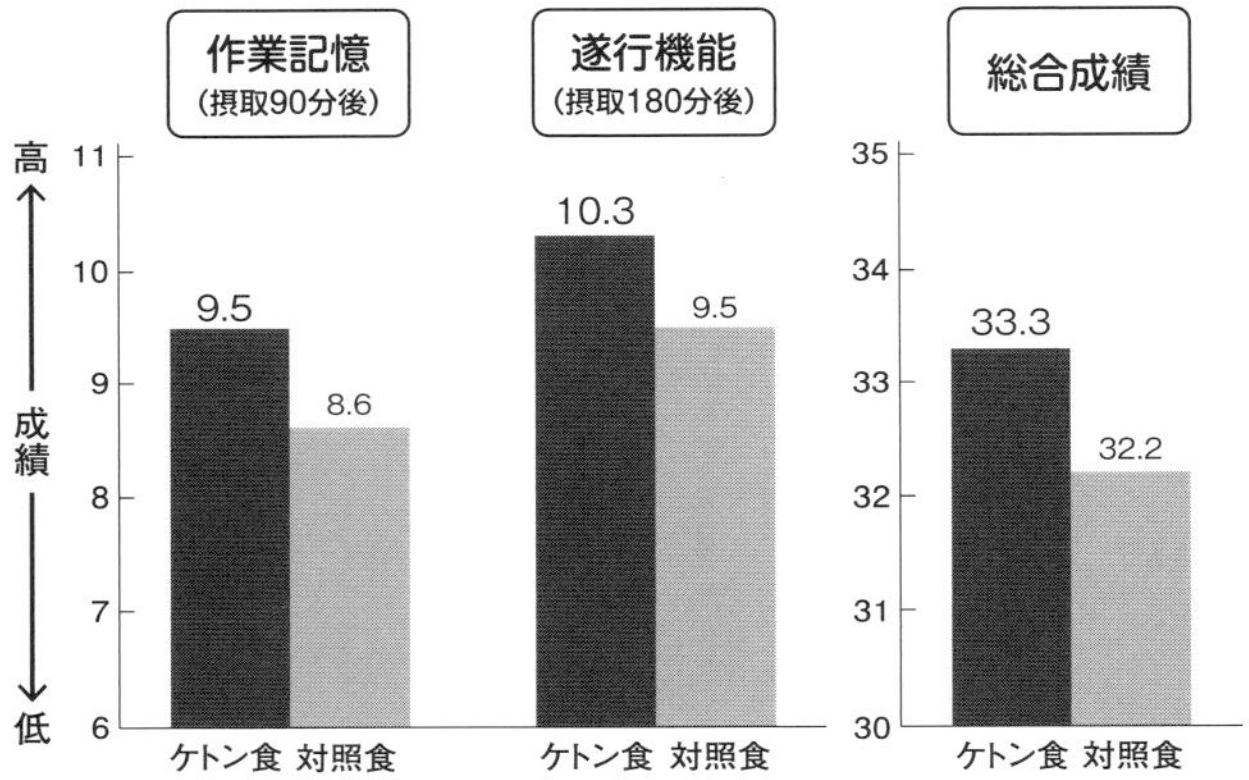

図表21　ケトン食が認知機能に与える効果

出典：Ota M「Effect of a ketogenic meal on cognitive function in elderly adults : potential for cognitive enhancement.」

に有意に認知機能テストの成績が向上していることがわかります。

また、この調査では、対照食を摂取したときの認知機能テストの総合成績を、高かった群と低かった群とに分けて、どちらがケトン食で成績の向上が見られたかも調べています。その結果、総合成績が低かった群で、ケトン食による総合成績のアップが、より顕著に見られました。

このように、「ケトン食」が認知症予防の大きな一助になることがわかったのです。

ただし、この研究では、残念ながら糖質制限を意図して行っていません。したがって、ケトン体の産生は軽度でした。

1食の糖質を30g以下に抑えた上で、ケトン体産生用の粉ミルクを20ｇ摂取していれば、さらに認知機能の改善効果が期待できたでしょう。

では、認知症やがん、糖尿病などの現代病を予防するための「ケトン食」とは何か。がんを予防する「ケトン食」が、なぜすべての現代病の予防に有効なのか。

次章では、ビタミンＤの効能の解説を交えつつ、私が展開する「免疫栄養ケトン食」の内容と、がん治療における驚くべき症例を紹介したいと思います。

第4章　ビタミンD＋免疫栄養ケトン食　最強のがん治療

予想を超える効果

がんの支持療法としての「免疫栄養ケトン食」は、がん細胞だけを弱らせ、正常細胞を元気にする様々な栄養の組み合わせによって、がんを兵糧攻めにする戦法をとっています。

詳しくは前著『ケトン食ががんを消す』に譲りますが、その基本にあるのは極端な糖質制限、さらにタンパク質とω《オメガ》3脂肪酸（不飽和脂肪酸）の一種であるEPA（エイコサペンタエン酸）の強化などです。

2016年の後半からはビタミンDの強化が、以上の柱に加わりましたが、その効果は予想を超えるものでした。後記する症例のように、現代医学では治療が不可能とされてきたがん種まで、完全寛解や奏功に至るケースが出てきたのです。

ケトン食によって生み出されるケトン体は、ブドウ糖に代わるエネルギー源として注目されています。そのケトン体に、がんやてんかん発作を抑制する効果があることは、これまで多くの臨床研究によって明らかにされてきました。

ケトン食を実施していない一般人の血中ケトン体濃度の基準値は、28～120µM（マイクロモーラー。モーラーは溶液1リットル中に含まれる物質のモル数。1マイクロモーラー＝

１００万分の１モル・パー・リットル）。

私のがん治療では、最低でも１０００㎛以上の血中ケトン体濃度を目指してきましたが、そこにビタミンＤの強化が大きな柱として加わってからというもの、治療経過にも変化が表れてきました。血中ケトン体濃度が目標値まで上がらなくても、がんが縮小するケースが目立って多くなってきたのです。

これは、ビタミンＤの強化が免疫調整機能を向上させ、がん細胞のアポトーシス（細胞死）を促進したことと無縁ではありません。つまり、ビタミンＤが免疫栄養ケトン食の効果をさらに強固なものにしたのです。

ケトーシスとケトアシドーシス

ケトン食に関しては、多くの医療関係者がしばらく懐疑的な目を向けていました。その懸念材料となったのが、ケトーシスとケトアシドーシスと呼ばれるものです。

ケトーシス（ケトン症）とは、体内のケトン体濃度が上昇する状態を指します。一方のケトアシドーシスとは、血液が酸性化する状態を指し、その結果、意識の低下や吐き気、腹痛などの症状を生じさせます。

ケトアシドーシスの発生の仕組みを説明すると、まずインスリンの不足によって血液中のブドウ糖が代謝できなくなり、高血糖になります。そのため、体が脂肪酸を分解して代わりのエネルギー源としてケトン体を産生し、血液が酸性化してしまうのです。

しかし、ケトーシスに関しては、インスリンの働きが正常である限り、血液が酸性化することはありません。これは、多くの臨床で実証されていることです。２型糖尿病の患者さんの場合も、インスリンが多少出ているので、血液が酸性化するケトアシドーシスに見舞われることはほとんどありません。

問題は、やはりケトアシドーシスのほうです。なかでもインスリンがほとんど分泌されない１型糖尿病の患者さんが、極端な糖質制限によって血中のケトン体濃度を上昇させると、意識障害や昏睡といった緊急事態に陥り、即急な治療が必要になります。また、素人判断での過度な糖質制限が、後記する「グルコーススパイク」という深刻な症状を生み出すこともあるのです。

かといって、「ケトン食＝有害」ということにはなりません。むしろブドウ糖の代替となるケトン体エネルギーには、がんや認知症をはじめとする現代病を予防する効果がある他、疲れにくいハイブリッドな肉体を形成する下地が秘められているのです。

この「ケトン体悪玉説」の誤解を氷解させる大きなきっかけになったのが、尿にブドウ糖を出すことで血糖値を下げる「SGLT2阻害薬」が、２０１４年に登場したことでした。この「SGLT2阻害薬」が生み出すマイルドなケトーシス。それが、糖尿病の治療及び予防、さらに臓器の保護作用に繋がることが、しだいに明らかになってきたのです。

その結果、糖質制限に懐疑的だった医療者の多くが、「マイルドな」「穏やかな」という但し書きで、ケトン食の効果を認めるようになりました。

様々な学会で認められたケトン食の効能

適切な糖質制限食やケトン食が、医療の現場で有効に働きうる可能性を秘めていることは、その効能が、徐々に栄養学を専門とする学会に認められるようになってきたことからも明らかです。

私のケトン食に関する論文が、日本静脈経腸栄養学会誌に掲載されたのは、２０１７年７月のことでした。同年10月の日本臨床栄養学会の年次総会では、「がんの栄養療法」の指定演題においてケトン食の効能を発表する機会が与えられ、２０１９年２月にも日本静脈経腸栄養学会の年次総会で「がんに対する糖質制限食治療の可能性」と題したパネルディスカッションを行うことができました。

一方で、糖質制限食とケトン食の違いを理解できない旧態依然とした栄養学会が、いまだ存在することも事実です。

なかでも、日本病態栄養学会は時代遅れの学会としか言いようがなく、２０１６年1月、私が同学会誌にケトン食の効能に関する論文を投稿した際も、およそ以下のような理由で掲載を却下されています。


ケトン食は糖質制限と同じで、カロリー制限の延長である。したがって、ケトン食の効果は、カロリー制限がもたらした効果である……云々。


これには私も驚きました。ケトン食を単なるカロリー制限食と同じように見なしていたからです。

誤解のないように、改めて説明しましょう。

ケトン食とカロリー制限食の違い

私が展開する免疫栄養ケトン食は、糖質制限を母体としながらも、総カロリーを制限することはありません。糖質制限によるカロリーの不足分は、主に良質なタンパク質を含む魚介類や大豆製品などの脂質から摂取し、さらに中鎖脂肪酸（ＭＣＴ）オイルで補います。

脂肪は不飽和脂肪酸と飽和脂肪酸とに大きく分類され、飽和脂肪酸は結合炭素の長さによって、短鎖脂肪酸、中鎖脂肪酸、長鎖脂肪酸に分けることができます。

このうち中鎖脂肪酸は分子が小さく、素早く小腸に吸収される特徴を持ちます。その吸収率は長鎖脂肪酸の４倍、代謝の速度に至っては10倍近くも速いと言われており、ケトン体エネルギー産生への強力な武器となるのです。

図表22は、免疫栄養ケトン食のレベルを簡素化したものです。通常食から95％糖質制限食までの５段階に分けたもので、がん治療の観点から必要総カロリーを「体重×35～40」に設定しています。

ここでは、体重50kgの患者さんを想定して、必要総カロリーを１８００㎉としておきましょう。

糖質制限レベル	糖質/MCTオイル	対象
通常食 (1日1800kcal)	1食80g以上、 1日240g以上/ゼロ	肥満、 メタボリック 予備軍
50%糖質制限 ケトン体は出ません!	1食40g以下、 1日80〜130g程度 (間食10gを含む)/ゼロ	肥満、 メタボリック予防、 ロカボ
60%糖質制限 セミケトジェニック 尿中ケトン体 (+10)	1食30g以下 1日90g以下/MCT40g	がん予防 (ステージ1の 再発予防)、 認知症、 アスリート
80%糖質制限 ケトジェニック 尿中ケトン体 (+50)	1食20g以下 1日60g以下/MCT60g	がん再発予防 (ステージ2、3)
95%糖質制限 スーパーケトジェニック 尿中ケトン体 (+100)	1食10g以下 1日30g以下/MCT80g	がん治療 (ステージ4)

※尿中ケトン体測定:テルモ社ウリエースDbを使用
※『ケトン食ががんを消す』と一部数字が異なるのは、継続しやすいように基準を緩めたため

図表22　免疫栄養ケトン食の区分(古川分類)

出典:古川健司「がんの栄養療法　がん細胞を兵糧攻めにするケトン食療法」

一般的に、炭水化物の摂取量は、総エネルギーの50〜65％が望ましいとされています。前記の必要総カロリー１８００㎉で換算すると、９００〜１１７０㎉を炭水化物から摂取しなければなりません。

炭水化物から合成されるブドウ糖は、１ｇ当たり４㎉のエネルギーを生み出しますので、この場合は２２５〜２９２ｇの炭水化物を摂取することになります。

そこで、通常食における炭水化物の摂取量を１食80ｇ以上、１日で２４０ｇ以上と定義することにしました。そうすると、総カロリー（１８００㎉）の53％以上が炭水化物（２４０ｇ以上×４㎉＝９６０㎉以上）で占められることになります。この場合は肥満やメタボリックシンドロームの予備群と見なします。

50％の糖質制限

肥満やメタボリックシンドローム、それに伴う糖尿病などを予防するためには、次の「50％の糖質制限」を行う必要があります。

この場合の炭水化物の摂取は、１食40ｇ以下。１日80〜１３０ｇ（間食で10ｇ程度の炭水化物摂取を含む）で、総カロリーに対する炭水化物率は18〜28％ほど。ＭＣＴオイルを摂取せず、魚類や大豆製品などから脂質を補い、1800㎉の総エネルギーを確保します。

ただし、このレベルではがん予防に必要なケトン体は出ることはありません。

セミケトジェニック

がん予防（ステージⅠの術後再発予防を含む）や認知症予防のためには、「60％の糖質制限」が必要になってきます。これは、「セミケトジェニック」と呼ばれる糖質制限食です。

炭水化物は1食30ｇ以下、1日90ｇ以下に抑えます。総カロリーを維持するためには炭水化物以外の食べ物が必要になりますが、食事だけで確保するのは不可能ではないとはいえ、なかなか難しいものがあります。

そのため、セミケトジェニックでは1日40ｇのMCTオイルを生野菜にかけるなどして摂取します。脂肪は1ｇで9㎉のエネルギーを生み出します。したがって、40ｇのMCTオイルで360㎉（40ｇ×9㎉）を補うことができます。

500μM前後のケトン体が産生されるのはこのレベルからで、これががんや認知症を予防し、心臓や腎臓などの臓器保護作用を担うようになるのです。

また、疲れにくいハイブリッドな肉体が形成されるのもここからで、プロサッカーの長友佑都選手もこのセミケトジェニックを食事に取り入れていると言われています。

ケトジェニック〜スーパーケトジェニック

ステージⅡ及びⅢの治療と再発予防のためには、前記の取り組みをさらに進めて、「ケトジェニック」と呼ばれる「80％糖質制限食」を実施する必要があります。炭水化物は１食20ｇ以下、それも１日60ｇ以下に抑えます。ＭＣＴオイルの摂取は１日60ｇ。

血中ケトン体濃度はこの辺りから急上昇し、１０００㎛以上に跳ね上がることも珍しくありません。

そして、究極のがん治療、ステージⅣの患者さんの治療効果を高める可能性を秘めているのが、「95％の糖質制限食」、すなわち「スーパーケトジェニック」と呼ばれるものです。

これは、かなりハードです。炭水化物の摂取は１食10ｇ以下。１日の摂取量も30ｇ以下を目指さなければなりません。当然、食べ物だけで総カロリーを維持するのは困難です。そのためスーパーケトジェニックでは、ケトン体産生に欠かせないＭＣＴオイルを１日80ｇ摂取することにしています。

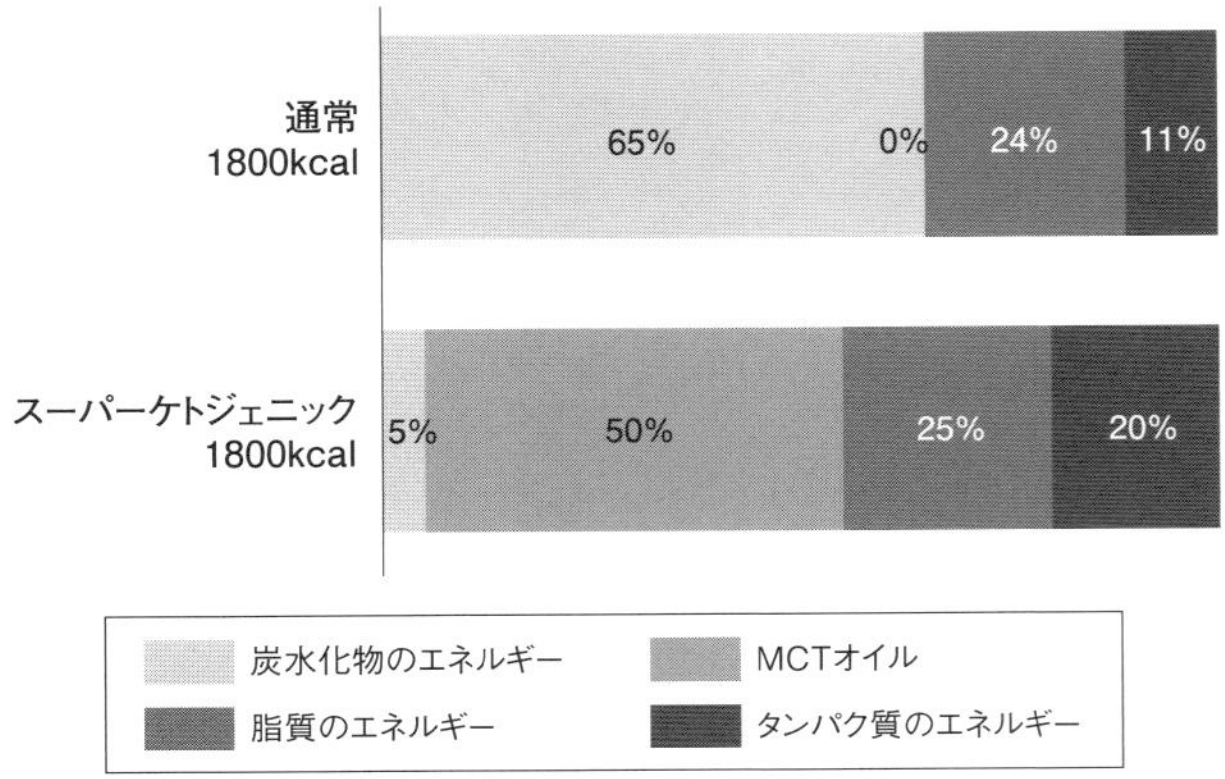

図表23　エネルギー摂取比率の比較

出典：古川健司「がんの栄養療法　がん細胞を兵糧攻めにするケトン食療法」

このスーパーケトジェニックのエネルギー摂取の比率が、通常食と比べていかに異なるか。

図表23の帯グラフを見てみると、一目瞭然でしょう。

総エネルギーにおける炭水化物のエネルギー比率が、通常食の約65％に対して、スーパーケトジェニックでは5％以下。さらに通常食のタンパク質のエネルギー率11％に対して、スーパーケトジェニックでは20％。タンパク質が2倍ほど強化されていることがわかります。

魚類などから摂取する脂質エネルギー率は、通常食が24％、スーパーケトジェニックが25

％と大差ありません。しかしスーパーケトジェニックでは、総エネルギーの50％近くを占めるＭＣＴオイルが、脂質としてここに加わります。

これによって、総摂取エネルギーを維持したままの極端な糖質制限が可能になります。免疫栄養ケトン食を実施する私の患者さんの多くが、多少の体重減少はあっても、極端に痩せることなく、むしろ高燃費な肉体を形成しているのは、ケトン食が単なる糖質制限食やカロリー制限食ではないことの、何よりの証拠なのです。

では、前記の免疫栄養ケトン食に、ビタミンＤの補充強化が加わったことで、どういう効果が、ステージⅣのがん治療にもたらされたのでしょうか。

次に、その驚くべき症例の一端を紹介したいと思います。

免疫栄養ケトン食＋ビタミンＤの症例

症例１　女性、34歳。ステージⅣ乳がん術後、リンパ節転移と骨転移

２０１２年、乳がんのため他院で手術。ステージⅡで、リンパ節転移はありませんでした。術後、30回の放射線治療を施され、続いてホルモン療法を受けました。

２０１４年に多発性肺転移が発覚したため、３種の薬剤が使われる抗がん剤治療を６クール受け、部分奏効（ＰＲ）。次に、再発乳がんのための抗がん剤治療を４クール行い、その後、仕事の都合で副作用の弱い経口抗がん剤に変更。

しかし、２０１６年12月、骨転移の発覚でステージⅣに。10回の放射線治療を行った後、抗がん剤治療に加えて、血管新生阻害薬を投与されましたが、肺転移と骨転移は消失せず。

その頃に拙著『ケトン食ががんを消す』を読み、２０１７年２月、当院を受診。血中ビタミンＤ濃度を調べたところ、７ng／㎖と超欠乏だったため、１日１５０μgのビタミンＤサプリを摂取し、同時に免疫栄養ケトン食も本格的に実施しました。

３か月後、血中ビタミンＤ濃度は62ng／mℓまで上昇。それとともに抗がん剤の効果も上がり、腫瘍マーカーが正常化。２０１７年11月のＰＥＴ - ＣＴ検査で、すべてのがんが消失していることが確認されました。

２０１９年７月現在、再発なく職場復帰を果たしています。

【解説】

この女性はキャビンアテンダントというハードな職業についていました。すでに私の許を訪れる前に、ケトン食を実施していましたが、最初の３か月間の血中ケトン体濃度は、最高でも３５０μM。がんの消失を確認した時点でのケトン体濃度は、ようやく１６３０μMに上がりました。しかし、平均すると１０００μM以下で、臨床研究の結果と照らし合わせても、がんが消失するようなケトン体値ではありませんでした。

ケトン体値が低いにもかかわらず、こうした完全寛解に至ったのも、ビタミンＤの強化ががんのアポトーシス（細胞死）を強力に促したからでしょう。さらに、当初90mg／dℓほどあった血糖値が、70mg／dℓまで下がったことで、がん細胞が栄養源であるブドウ糖をうまく取り入れることができず、死滅への道を辿っていったと推測されます。

症例2　女性、58歳。ステージⅣ（トリプルネガティブ）乳がん術後、皮膚及びリンパ節転移

２０１６年12月、ステージⅢＢの左乳がんに対し、術前の化学療法として、２種類の抗がん剤治療をそれぞれ４クール施行。

２０１７年５月、左乳房部分とがん周辺にあるリンパ節を切除。その後の補助療法中よりケトン食を実施しましたが、術前の血中ビタミンＤ濃度が16ng／mℓと欠乏状態だったため、１日１５０㎍のビタミンＤサプリを補充。

術後、経口抗がん剤を服用。しかし、細胞核内でのがん細胞の増殖の勢いが依然としてあったため、悪性度の高いトリプルネガティブと判断しました。

２０１８年５月、局所再発し、右腋下リンパ節に転移。時を同じくしてビタミンＤサプリを１日２５０㎍に増量したところ、その後血中ビタミンＤ濃度が上昇。50ng／mℓ以上をキープするようになりました。

同年７月から抗がん剤治療と血管新生阻害薬投与を開始。同11月のＰＥＴ‐ＣＴ検査ですべてのがんの消失を確認し、完全寛解（ＣＲ）に至りました。

【解説】

この症例は、術後の補助療法中より免疫栄養ケトン食（ケトジェニック）を併用し、ビタミンＤの補充も完璧でしたが、トリプルネガティブの乳がんは悪性度が高く、再発を繰り返すのが特徴です。この女性も再発しました。

しかしその後、ケトン食をスーパーケトジェニックに切り替え、抗がん剤治療を行ったところ、半年で寛解に至っています。

打つ手がないと見られてきたトリプルネガティブの乳がんでも、高容量のビタミンＤ摂取で、治療に反応性の出るタイプのがんに変えることができるのです。

症例３　女性、40歳。ステージⅣ乳がん術後、多発性肝臓転移

２０１１年、他院にて乳がんを手術。２０１６年に多発性肝転移を認め、２０１７年１月、当院を受診。血中ビタミンＤ濃度が不足状態の28ng／㎖だったため、ケトン食と併せて１日１００μgのビタミンＤサプリを服用しました。

３か月後に血中ビタミンＤ濃度が56ng／㎖まで上昇。その後はサプリを１日50μgに減量しましたが、ビタミンD濃度は47ng／mℓ前後と、依然として高値を維持。
治療は、抗がん剤治療及び血管新生阻害薬の投与からスタート。腎臓機能障害と高血圧の副作用が出たため、副作用の少ない経口抗がん剤に変更したものの、CEA（腫瘍マーカー）は上昇。そのため再発乳がんに使われる抗がん剤に変更し、それを13クール実施しました。
その後のPET‐CT検査で、肝転移のがん集積がすべて消失しているのが判明。完全寛解（CR）に至りました。

【解説】

これは、ケトン食との併用で寛解まで2年かかった症例です。血中ケトン体濃度は最初の3か月で最高1142μMまで上昇しましたが、その後は低迷が続き、2年間で血中ケトン体濃度が1000μMを超えたのは2回だけでした。それでも、寛解に至ったのは、ビタミンDの補充に加えて、血糖値を90mg／dℓ以下に抑えたことが大きな要因だったのでしょう。症例1の女性と同じく、がん細胞が栄養源を絶たれたのです。

症例4　男性、40歳。ステージⅣすい臓がん術後、リンパ節転移

２０１３年11月、他院にて、すい頭部がんに対しすい頭十二指腸切除と門脈合併切除を施行。ステージⅡで、術後、経口抗がん剤を服用。

術後３年10か月までは無再発。しかし、２０１７年10月のＣＴ検査で、リンパ節転移及び腹膜播種《はしゅ》と思われる軽度の腹水が認められます。さらに、肝臓に入り込む血管の一つである門脈内の圧力が異常に高まり、静脈瘤が破裂。大量出血し、輸血を行いました。

同年11月、抗がん剤治療を導入。４クール終了後、当院を受診し、ケトン食を実施するようになりました。受診時の血中ビタミンＤ濃度は10ng／mℓと超欠乏。ビタミンＤサプリを１日75μg摂取するようになりましたが、半年後も濃度が36・２ng／mℓと治療値まで上がらなかったため、１日１００μgに増量し、正常範囲を維持。

その結果、腫瘍マーカーは改善されてきたものの、抗がん剤の血液毒性が強く、２０１８年５月に、別の２種の抗がん剤に切り替えました。

２０１９年１月、採血の結果、腫瘍マーカーの正常化を確認。同年３月のＰＥＴ-ＣＴ検査において、リンパ節転移の集積がすべて消失しているのを認め、完全寛解（ＣＲ）に至りました。

【解説】

この患者さんはケトン食療法で当院を受診しましたが、抗がん剤の副作用でしばらく食欲不振に陥り、その上MCTオイルの小腸での吸収も悪く、血中ケトン体濃度も最高313μMとダイエットレベルに留まっていました。

ただし、空腹時血糖は90㎎/dℓ以下をキープ。ケトン体が出ていなくても、糖質制限のみで治療効果があったと思われます。なぜなら、ケトン体が産生されても、血糖値が下がらない限り、本当の意味でがんの兵糧攻めにはならないからです。

なお、すい臓がんは罹患率と死亡率がほぼ同じで、極めて予後が悪いがんとして知られています。術後の再発率が高いのも特徴です。当院においても、たとえば10人のすい臓がんの患者さんがいたとすると、1年後にはその約半数が亡くなるという事態が続いていました。

しかし、免疫栄養ケトン食にビタミンD強化の柱をプラスしたことによって、亡くなる率はその半分以下に低下。それどころか、このように寛解に至るケースも目立ってきました。

次の症例もその一つです。

症例５　男性、49歳。ステージⅣすい臓がん術後、局所再発

２０１５年１月、他院を受診。腹部大動脈への浸潤のあるすい頭部がんだったため、術前に抗がん剤を６クール投与。がんの縮小効果が得られたことで、同年８月、胃及び胃の出口部分を温存して行う手術を施行。その後は再発予防のために経口抗がん剤を服用しました。

しかし、２０１７年２月の腹部ＣＴ検査で、腹部にある動脈の周囲に再発が認められ、切除不能と判断されます。同年３月より抗がん剤治療を再開し、４回終了時点で当院を受診。ケトン食を取り入れるも、受診時の血中ビタミンＤ濃度は19ng／mℓと欠乏症。１日１００μgのビタミンＤサプリを摂取するようにしたところ、３か月後にようやく30ng／mℓの正常範囲に収まりました。

同年11月のＰＥＴ‐ＣＴ検査において、転移がんのすべてが消失していることが判明。抗がん剤も副作用の少ない経口抗がん剤に変更。２０１９年８月現在、消失から１年９か月が経ちますが、再発は認められていません。

【解説】

この患者さんは免疫栄養ケトン食を併用していましたが、最初の３か月でも血中ケトン体濃度の最高が４４５μM。その後も３９１μMで、合格ラインには一度も達していません。また、小腸の吸収の悪さからビタミンＤ濃度も、治療レベルまでは上がりませんでした。

それでも、最難関のすい臓がんを克服し、いまだ再発することなく寛解状態を保っています。すい臓がんだからといって、諦めないことが重要であることを思い知らされた症例です。

高齢患者さんの症例

本人が希望する場合は別として、私は基本的に高齢の患者さんには免疫栄養ケトン食を勧めることはしません。認知症やがん予防としてセミケトジェニックを行うのならまだしも、がん治療のためとなれば、極端な糖質制限を継続しなければならず、それだけでも高齢者には大きなストレスになると考えたからです。

がんの進行を遅らせる緩やかな糖質制限や負担の少ない化学療法で、余生をがんとの共存で穏やかに過ごす。高齢のがん患者さんには、やはりこうした治療がベストだと思います。

それでも、ビタミンＤ補充が柱として加わったことで、治療予後の実態が目に見えて変わってきたことも付け加えなければならないでしょう。延命効果だけでなく、寛解するケースも目立ってきたのです。

次にこうした高齢のがん患者さんの症例を紹介します。

症例６　男性、84歳。ステージⅣ大腸がん、直腸がん術後、多発性肺転移

２００７年9月、他院にて、Ｓ状結腸がんに対しＳ状結腸切除術を施行。２０１１年３月には、直腸がんに対し切除術を施行。

２０１３年9月、右肺転移に対し、区域切除と部分切除、さらにがんの周辺にあるリンパ節を切除します。しかし、左肺への転移も確認。同年9月、左肺転移に対し部分切除術を施行。翌２０１４年12月には、左肺転移に対するラジオ波焼灼《しょうしゃく》術を施行。さらに、２０１５年２月、右肺転移に対してもラジオ波焼灼術を施行。２０１６年11月には左肺転移に対して、胸腔鏡による部分切除も施行されました。

この時点で、術後の再発を5回も繰り返していましたが、２０１６年11月、ケトン食を希望して当院を受診。血中ビタミンＤ濃度は、26ng／㎖と不足状態だったものの、これは大腸がん患者さんの平均値の2倍の濃度です。再発を繰り返し、手術を重ねるも、致命傷にならなかったのは、この血中ビタミンＤ濃度との関連があると思われました。

当院を受診してからは、１日１００㎍のビタミンＤサプリを摂取。３か月後に血中ビタミンD濃度が41ng／mlまで上昇し、そのまま同用量の摂取を維持します。
２０１７年１月に再び、左肺転移に対しラジオ波焼灼術を行ったのを最後に、２０１９年７月現在、２年半にわたって再発はありません。特に抗がん剤治療は行わず、糖質制限とビタミンDの補正とで再発予防に努めています。

【解説】

ケトン食を実施したいとのことでしたが、ＭＣＴオイルを飲むと、吐き気や胃痛がするため、単なる糖質制限食に切り替えました。その影響もあって、血中ケトン体濃度は最高でも５９８μM。セミケトジェニックのレベルに留まりましたが、あれほど頻繁に再発していたがんが、嘘のように収まったのも、糖質制限とビタミンDの強化が、大きな要因として考えられます。

症例７　女性、78歳。ステージⅣ大腸がん術後、腹膜播種

２０１５年12月、他院にて、直腸がんに対して切除術を施行。ステージⅡだったため、術後の抗がん剤治療は行わず、定期的にフォローされていました。術後１年目のＣＴ検査で、腸間膜に結節を認め、腹膜播種の疑いが浮上。２０１７年3月のＣＴ検査で、再発が確認されたのを機に、当院を受診。

抗がん剤治療を希望せず、ケトン食を実施するも、ＭＣＴオイルを摂取できず、緩やかな糖質制限に移行。受診時の血中ビタミンＤ濃度は、９ng／mℓと超欠乏状態。１日１５０μgのビタミンＤサプリを摂取したところ、３か月後には61ng／mℓまで上昇したため、１日１００μgに減量。いまも正常範囲を維持しています。

治療に関しては、抗がん剤治療を希望しなかったため、糖質制限とビタミンＤの補充のみで経過をフォローしましたが、当院を受診した半年後のＣＴ検査で、腹膜播種結節がすべて消失しているのが認められました。２０１９年7月現在、再発はありません。

【解説】

ケトン食希望で当院を受診しましたが、ＭＣＴオイルが苦手なため、マイペースで糖質制限とビタミンＤの補充を実施していました。そのため、血中ケトン体濃度は治療レベルまで上がりませんでしたが、血中ビタミンＤ濃度が正常範囲に維持されていたことで、免疫機能がアップし、がんのアポトーシスが促されたと考えられます。

ビタミンDの強化は、すい臓がん同様、直腸がんにも大きな効果をもたらす。このことをうかがい知ることができた症例です。

症例8　女性、80歳。ステージⅣすい体部がん、肝臓転移

すい臓がんの腫瘍マーカーが、2008年より高値になり、定期的に血液検査及び画像検査でフォローされてきましたが、2015年12月、CT検査ですい管の拡張像が認められたことから、大学病院に検査入院。すい体部に10㎜大の粘液性の腫瘍と肝転移が認められました。胆管・すい管を造影する内視鏡の検査の後、体内に溜まった液体を吸引するドレナージを留置するも、認知症のため自分ですぐに抜去。手術等の積極的治療が困難になり、この時点で余命3か月と宣告されます。

同じ頃、当院を受診。通常のすい臓がんの化学療法は体力的に厳しいため、まず血中ビタミンD濃度を測定したところ、16ng／㎖の欠乏症だったことが判明。1日150㎍のビタミンDサプリを摂取した上で、負担の少ない抗がん剤とハイパーサーミア（温熱療法）を開始しました。

3か月後、血中ビタミンD濃度は、58ng／㎖まで上昇。サプリを100㎍に減量し、いまも30ng／mℓ以上の正常値を維持しています。
抗がん剤治療はその後、副作用の少ない経口抗がん剤を隔日で服用。当院での治療開始から3年以上経過していますが、すい臓がん及び認知症の進行は極めて緩やかです。

【解説】

この高齢女性は、現在、認知症患者さんを専門にケアしているグループホームで、がんの痛みもなく、穏やかな余生を過ごしています。糖質制限はご家族のサポートのもと、インターネットで糖質制限パンなどを入手しており、特にストレスを覚えることなく食事療法を継続しています。
ＭＣＴオイルは摂取していませんが、血中ビタミンＤ濃度は依然として正常値を保っています。すい臓がんにはやはり、ビタミンＤの効果が絶大なのでしょう。

症例９　女性、87歳。ステージⅣ肺がん術後再発

２０１３年11月、健康診断での胸部Ｘ線検査で異常を指摘されました。近医での精査で、肺腺がんと診断。同年12月、右肺の部分切除とがんの周辺にあるリンパ節の切除術を受け、その後は経口抗がん剤を内服。しかし、２０１４年５月のＣＴ検査で、左右の肺を隔てている部分と右肺リンパ節の腫瘍増大が確認され、腫瘍マーカーの上昇も認められました。

さらに、ＰＥＴ‐ＣＴ検査でも右鎖骨下や右肺のリンパ節にがんの集積が認められたため、再発診断のもと、同年から毒性の低い単剤で治療を継続します。

それでも腫瘍マーカーは徐々に上昇し、16クール終了後の２０１５年９月には、ＰＥＴ‐ＣＴ検査でリンパ節転移のさらなる増悪、左副腎にもがんの集積が認められました。２次治療として別の抗がん剤の投与も提案されたのですが、87歳と高齢なので、積極的な治療を回避、症状の緩和だけを目的とした治療に徹することになりました。この時点で、家族は余命半年以内を宣告されています。

本人と家族が副作用の少ない治療を希望し、同年12月、当院を受診。厳密なケトン食は回避し、50％糖質制限食と副作用の少ない経口抗がん剤のクロノテラピー（効果の高い夜間に抗がん剤を服用するなど、生体リズムに合わせた時間治療のこと）を開始しました。

その後、血中ビタミンＤ濃度を測定したところ、19ng／㎖の欠乏症と判明。１日１５０㎍のビタミンＤサプリを摂取し、３か月後には50ng／㎖と改善しました。それからというもの、腫瘍マーカーの数値は横ばいで、リンパ節転移も軽度の増悪に留まります。

２０１７年10月、胸水圧迫で呼吸苦が出現し、当院に入院。胸水ドレナージや胸膜癒着術を行った後、症状の安定を待って緩和病棟へ転科。その５日後の同年11月上旬、静かに息を引き取りました。享年89。

【解説】

このケースは、他院で余命半年以内と宣告されながら、２年２か月も生存した症例です。しかも、寝たきりになることなく、宣告余命期をはるかに過ぎた２０１６年の秋には、義娘に連れられて念願だった故郷・北海道に里帰り。その後も、温泉旅行などの小旅行や都心へのショッピングを繰り返し、最後まで活動的な生活を謳歌しました。

緩やかな糖質制限とビタミンD欠乏の補正による免疫調整機能の回復。それが、人生最後の２年間に豊かな時をもたらしたのです。

第5章　「グルコーススパイク」の恐怖

自己流の「ケトジェニック」「スーパーケトジェニック」は危険

前章で紹介したステージⅣの患者さんの症例は、免疫栄養ケトン食とビタミンDの強化が、これまで不治とされてきたがん種の治療にも有効であることを物語っています。

ケトン体の抗腫瘍効果に化学療法を加味することによって、遠隔転移のあるがんを縮小させ、手術可能な状態まで持っていく。これが、従来の私のがん治療の基本的スタンスでしたが、そこにビタミンDの強化を柱として加えたことで、よりスムーズに根治への道を切り開くことができたのです。

ただし、ここで一つ注意しなければならないことがあります。

前記した免疫栄養ケトン食において、50％糖質制限食やセミケトジェニックこそ現代病の予防やハイブリッドな健康体の形成に貢献するものの、80％糖質制限食の「ケトジェニック」と95％糖質制限食の「スーパーケトジェニック」に関しては、あくまでもがん治療に特化した食事療法という但し書きがつくことです。

そのため、この極端な糖質制限食を実施するためには、ケトン食に詳しい管理栄養士の栄養指導を受けるだけでなく、血液や尿が酸性に傾く「ケトアシドーシス」になっていないか否かの検査を定期的に受けることが必要になってきます。

治療、特にがんの治療となれば、ある程度の治療期間を覚悟しなければなりません。厳しいケトン食を実施する上においても、それなりの継続期間が必要であり、私も原則1～3年の長期決戦を目論んでいます。それだけに、ケトアシドーシスをはじめとする弊害には、医師としてつねに目を光らせなければならないのです。

では、一般の人が医療に頼ることなく、素人判断で極端な糖質制限に走ってしまった場合、時としてどんな事態を招いてしまうのでしょうか。

次に紹介するのは、その一例です。

極端な糖質制限の危険性

２０１６年2月6日、62歳になったばかりのある男性が、宿泊先のホテルの一室で突然死を遂げました。

ノンフィクション作家として活躍したＨさんです。

そのＨさんが糖尿病と診断されたのは、２０１０年のことでした。診断時の空腹時血糖は

215㎎／dℓ。正常値（110㎎／dℓ未満）を異常なまでに上回っているだけでなく、糖尿病の指標であるHbA1c（ヘモグロビンエーワンシー）も糖尿病型とされる6・5%を大きく上回る9・4%。体重90㎏弱で、血圧も上が200㎜Hg以上と、極度の高血圧症も見られたと言います。

そして、このことがHさんを極端な糖質制限食へと走らせます。それまで好きなように食べてきた炭水化物をピタリとやめると、主食を肉や魚、豆腐などのタンパク質に切り替え、アルコールも糖質ゼロのものを嗜《たしな》むようになりました。

効果は大きく表れたように見えました。体形が目に見えてスリムになり、3か月後には15㎏減を達成。200㎎／dℓを超えていた空腹時血糖値も半減して、93㎎／dℓの正常値になっていたのです。

これに気を良くしたHさんは、かつての自分のように肥満や糖尿病に悩む中年男性たちを集め、「おやじダイエット部」なるものを結成しました。定期的に集まっては、糖質ゼロのアルコールのグラスを傾けながら、炭水化物なしの美味しい食事を堪能。我慢せずにみんなでダイエットを楽しむようになったのです。

その活動を綴った本は、ベストセラーになりました。Hさんは一躍糖質制限ブームの先駆け的存在として脚光を浴び、そのブームの過程で医療者や料理研究家による糖質制限本も、多く出版されるようになりました。

しかし、こうした糖質制限によるダイエットブームも、Ｈさんの急死によって、一転警鐘の対象となってしまいます。死因と糖質制限との関連を否定する専門家の声も上がった一方で、専門家の多くが極端な糖質制限を長期に行うリスクを指摘したのです。

では、糖質制限によって健康を取り戻したはずのＨさんは、なぜ急死してしまったのでしょうか。

ここで、「グルコーススパイク」という言葉が登場します。

自覚できないグルコーススパイク＝血糖値スパイク

グルコーススパイクは「血糖値スパイク」とも呼ばれ、食後に血糖値が正常範囲を超えて急激に上昇する現象を指します。

このグルコーススパイクは、２０１６年10月８日に放映されたＮＨＫスペシャル「〝血糖値スパイク〟が危ない」で注目を集めるようになりました。

同番組では、過度のダイエットがグルコーススパイクを引き起こす要因になると警鐘を鳴らし、その理由を次のように説明しています。

過剰なダイエットにより脂肪だけでなく、血液中のブドウ糖を筋グリコーゲンとして取り込む筋肉量が減少する。そのため、血液中のブドウ糖が十分に筋肉に取り込まれず、行き場を失ったブドウ糖が血液中に残される。その結果、血糖値が急上昇し、グルコーススパイクが引き起こされる……云々。

ただし、このグルコーススパイクは無症状で、私たちにはなかなか自覚できません。しかも、次のような特徴を持っているため、ほとんどが長く見過ごされてきました。

①　健康診断の空腹時血糖値は正常。
②　食後、血糖値だけが短時間で急上昇し、その後正常値に戻る。
③　そのため、人間ドックや健診では異常が指摘されない。

つまり、グルコーススパイクは糖尿病や糖尿病予備群の人だけでなく、糖尿病と診断されていない人にも、起こりうる症状と言ってもいいのです。

誰でも食事を摂ると、食べ物に含まれる糖質が腸から吸収されて血液に入り、血糖値が上昇します。この食後２時間の間に血糖値が１４０㎎／dℓ以上に急上昇して、その後急激に下がると、「グルコーススパイクが起きている」と判断されます。日本人では２型糖尿病を発症する前や、発症からまもなくしてこのグルコーススパイクに見舞われるケースが多いとされています。

恐ろしいのは、このグルコーススパイクが生み出す疾患の数々でしょう。およそ以下のような病気が引き起こされることが確認されています。

脳梗塞、心筋梗塞、がん、認知症、糖尿病、網膜症……。

しかも、これらの疾患が発現する前から、グルコーススパイクそのものが身体に悪影響を及ぼすことがわかってきました。

糖尿病に関する国際団体である国際糖尿病連合（ＩＤＦ）は、「食後血糖値の管理に関するガイドライン」のなかで、次のような警告を鳴らしています。

「食後および負荷後高血糖は大血管疾患の独立した危険因子である」

これは、グルコーススパイクがたびたび起きることで、動脈硬化が早いうちから進行し、心筋梗塞や脳梗塞などの重篤な疾患のリスクが高まることを意味しています。

一方で2型糖尿病のある高齢者は、グルコーススパイクが続くと、認知機能にも悪影響を及ぼすことが指摘されています。

では、Hさんの突然死はグルコーススパイクと関連するのでしょうか。

以下、2017年1月、私が第20回日本病態栄養学会年次総会で発表した臨床研究のデータをもとに、その謎に迫っていきたいと思います。

臨床研究の事例

私の臨床研究の対象となってくれた患者さんは、当時、標準治療を行って効果がなかったステージⅣの11人。その内訳は大腸がん5人、乳がん4人、すい臓がん2人。全員に糖尿病がなく、2015年1月以降、免疫栄養ケトン食と抗がん剤治療を1年以上実施してきました。

免疫栄養ケトン食のレベルに関しては、脂肪と非脂肪（糖質、タンパク質）の重量比を表す「ケトン比」が「1・4：1」。これは80％糖質制限のケトジェニック以上に相当します。臨床の対象となった患者さんは、抗がん剤治療をやめた後もケトン食を継続していました。

平均年齢は57・6歳。平均体重は52・9kg、体格指数となる平均のBMI（体重／身長の二乗）は20・9で、標準体重でした。

私はこの11人の患者さんに対して、まず以下の5項目についての検討を行っています。

① 血圧
② 心電図
③ baPWV（上腕中足首間脈波伝播速度検査）及びABI（足関節上腕血圧比）
④ 脂質代謝
⑤ 耐糖能

③のbaPWVは、心臓の脈動が動脈を経て手足に伝わる速度の計測を指し、動脈が固くなるほどその速度が速くなります。ABIは動脈硬化の検査に用いられるもので、足の血管

症例	高血圧(治療開始1年後)	baPWV(右/左) 血管の硬さ	ABI(右/左) 足の血管の詰まり	心エコー/頸動脈エコー
1	なし	1315/1289　標準範囲	1.16/1.25　正常	(−)
2	高血圧	2424/2278　硬め	1.12/1.16　正常	有
3	なし	1455/1479　標準範囲	0.94/0.99　正常	有
4	なし	1274/1311　標準範囲	1.06/1.06　正常	(−)
5	なし	1773/1772　やや硬め	1.10/1.06　正常	(−)
6	なし	1488/1592　標準範囲	1.17/1.18　正常	(−)
7	なし	1773/1809　硬め	1.19/1.13　正常	(−)
8	(−)	1107/1150　標準範囲	1.04/1.01　正常	(−)
9	なし	1216/1288　標準範囲	0.97/1.10　正常	(−)
10	なし	1351/1278　やや硬め	1.10/1.15　正常	(−)
11	なし	1112/1113　しなやか	1.08/1.08　正常	(−)

図表24　がん患者さんのケトン食併用の治療開始後1年後の数値

出典：古川健司「ステージⅣ進行再発に対し1年以上のケトン食を継続した時の循環動態と耐糖能に与える影響について検討」

の詰まりを見ます。

④の脂質代謝は総コレステロール、中性脂肪、LDL(悪玉)コレステロール、HDL(善玉)コレステロールの推移を表したもので、⑤の耐糖能はブドウ糖が摂取されたときの血糖値を一定に保つ能力を指します。

図表24は11人の患者さんの治療開始1年後の数値をまとめたものです。

血圧の変動から見ると、1人に高血圧が認められ、4人に軽度を含む動脈硬化を確認。しかし、血管の詰まりを見るABIに目を向けると、全員がすべて正常です。心電図に関しても1年のケトン食実施後で、新たに異常を示す患者さんはいませんでした。これによって、免疫栄養ケトン食が動脈を閉塞するリスクは低いという結論が導かれています。また、空腹時血糖とHbA1c の推移に関しても、ケトン食の継続によって、いずれも改善が認められています。

一方、表には出ていませんが、体重は最初の３か月で平均６・４％減。その後はほぼ横ばいで、１年後には平均６・８％減に留まりました。

脂質の推移としては、総コレステロールが平均２１１・９㎎／dℓから１９４・４㎎／dℓに減少。中性脂肪も79・０㎎／dℓから64・１㎎／dℓに減少しましたが、いずれも基準値内での変動で、統計的に有意な差はありませんでした。

さらに、血管壁に張り付いたコレステロールを除去し、肝臓に運ぶＨＤＬコレステロール値は、平均80・４㎎／dℓから76・９㎎／dℓとやや低下。それに付随して、肝臓に蓄積されたコレステロールを全身に運ぶＬＤＬコレステロールも、90・７㎎／dℓから81・６㎎／dℓと低下しました。いずれも改善傾向にあるとはいえ、これもまた基準値内での変動であり、統計的に有意な差はないと言えるでしょう。

順位	症例	平均ケトン体値（μM）	L/H比	baPWV	ABI	HOMA-β（%）		HOMA-R	
1	10	1562	1.7	やや硬め	正常範囲	21.2	インスリン分泌低下	0.46	正常
2	9	1504	0.6	標準範囲	正常範囲	3.35	インスリン分泌低下	0.3	正常
3	6	1296	1.1	標準範囲	正常範囲	70.4	正常	1.06	正常
4	7	1043	0.9	硬め	正常範囲	18.0	インスリン分泌低下	0.42	正常
5	4	954	(－)	標準範囲	正常範囲	68.8	正常	0.34	正常
6	2	910	1.6	硬め	正常範囲	20.1	インスリン分泌低下	0.87	正常
7	8	900	1.0	標準範囲	正常範囲	41.7	正常	0.45	正常
8	11	637	0.9	しなやか	正常範囲	19.3	インスリン分泌低下	0.6	正常
9	3	504	1.3	標準範囲	正常範囲	37.0	正常	1.17	正常
10	1	414	1.4	標準範囲	正常範囲	109.9	正常	1.66	正常
11	5	310	(－)	やや硬め	正常範囲	87.2	正常	1.25	正常

図表25　がん患者さんのケトン体値と動脈硬化・耐糖能

出典：古川健司「ステージⅣ進行再発に対し１年以上のケトン食を継続した時の循環動態と耐糖能に与える影響について検討」

次に紹介する図表25は、前記の11人の患者さんの動脈硬化と耐糖能の結果を、血中ケトン体濃度の平均値が高い順から並べたものです。

インスリン抵抗性の評価の指標となるHOMA-Rは全員が正常でしたが、1日の糖質摂取が20g以下で、血中ケトン体濃度が平均900μM以上のスーパーケトジェニック群に関して言えば、7人中3人に軽度を含む動脈硬化（baPWVの評価による）があり、その3人全員にインスリン分泌能を示すHOMA-βの低下が認められました。

極端な糖質制限のメリットとデメリット

以上のことから、ケトン食による動脈硬化のリスクを予測する因子として、１日の糖質摂取が20ｇ以下という極端な糖質制限、さらにインスリンの分泌能を示すHOMA-βの低下が浮き彫りにされてきます。

したがって、極端な糖質制限には、実施期間の長短において、次のようなメリットとデメリットが見えてくるのです。

短期間の効果として＝体重減少、血糖値とHbAlcの低下、中性脂肪の低下、ＨＤＬコレステロールの改善など。
長期間の欠点として＝動脈硬化の進行、心血管死の増加、インスリン分泌能の低下など。

そこで、次に私は以下の実験を試みました。

１日糖質摂取20ｇ以下（以前の区分）のスーパーケトジェニック群のなかで動脈硬化が認められた患者さん１人（症例２）と、１日糖質摂取40ｇ以下（以前の区分）のケトジェニック群のなかで動脈硬化がない患者さん１人（症例１）をピックアップ、両者に検査用のブドウ糖内服薬を摂取してもらい、グルコーススパイクが起こるか否かを検証したのです。

その結果、動脈硬化のないケトジェニックの患者さんにグルコーススパイクは見られませんでしたが、動脈硬化を指摘されたスーパーケトジェニックの患者さんには、インスリン分泌能のタイムラグによる、はっきりとしたグルコーススパイクが現れました。

具体的には、ブドウ糖内服薬の服用後90分で血糖値200㎎/$d\ell$を超えるグルコーススパイクが発生し、2時間後も血糖値が140㎎/$d\ell$を上回るという事態が続いていたのです。

このことは、**厳しい糖質制限を継続している人が、たまに通常量の糖質を摂取すると、グルコーススパイクに見舞われるリスクが高くなる**ことを示していました。

図表26は、スーパーケトジェニック群3人（先ほどの1人に、症例7と9の2人を追加）と、先ほどのケトジェニック群1人を対象に、ブドウ糖内服薬による食後血糖値の上昇を比較したものです。スーパーケトジェニック群のほうにグルコーススパイクが起きているのが、はっきりと見てとれます。

図表27は、同じ4人のインスリン値の上昇を比較したものです。ケトジェニック群の1人と比較して、スーパーケトジェニック群の3人には明らかにインスリン分泌の遅れが見られます。

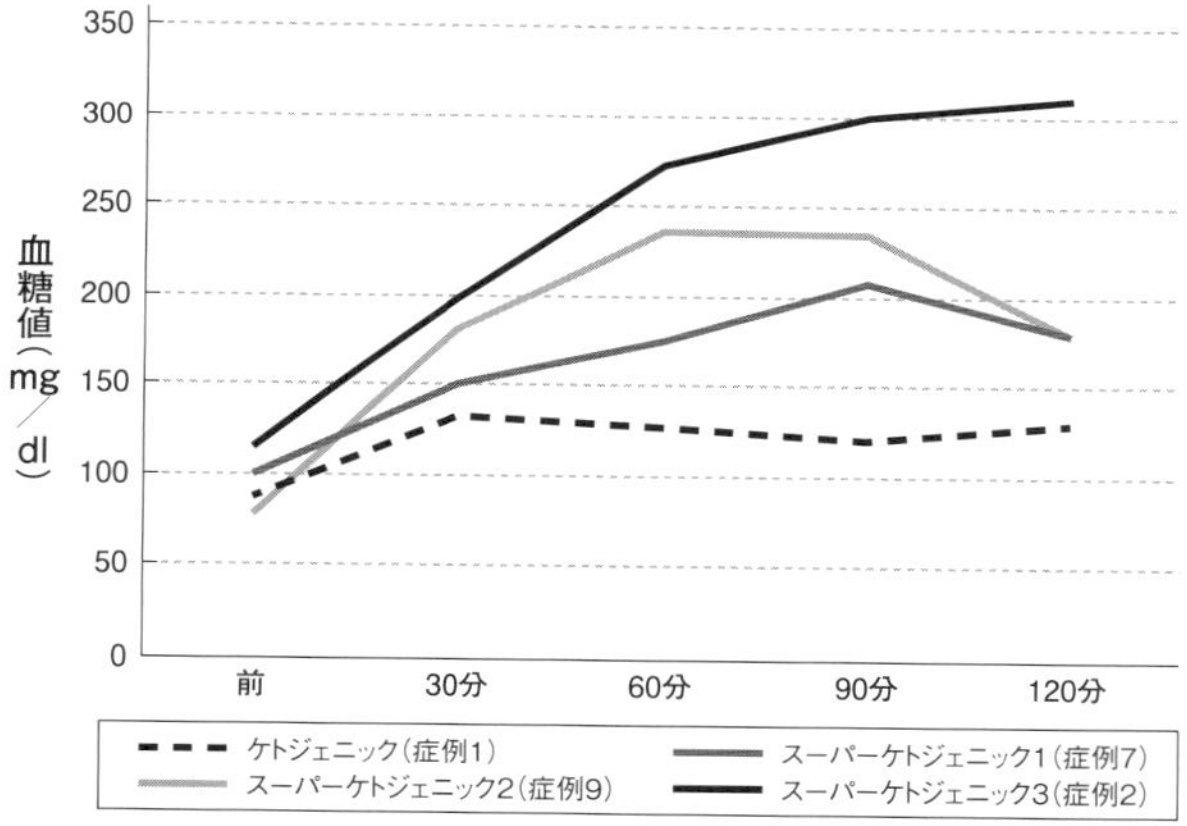

図表26　ブドウ糖内服液による食後血糖値の上昇の比較

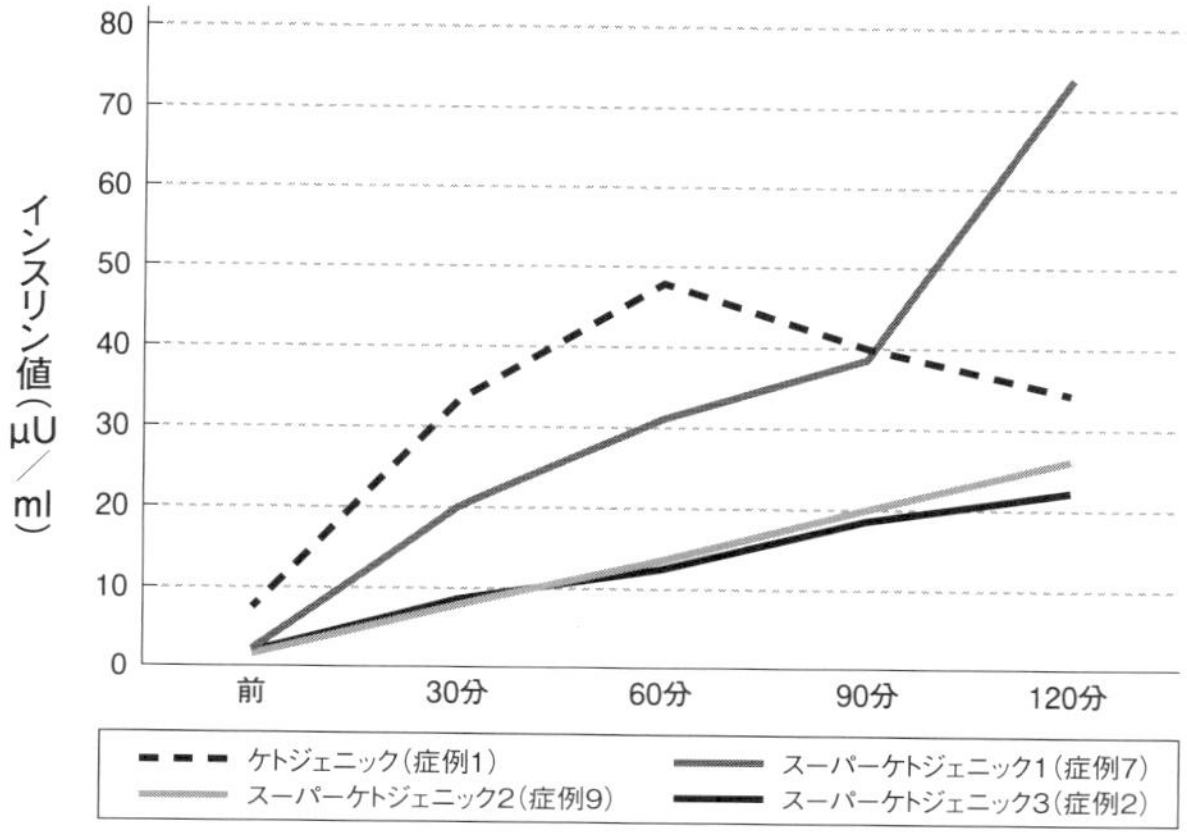

図表27　同インスリン値上昇の比較

出典：古川健司「ステージⅣ進行再発に対し１年以上のケトン食を継続した時の循環動態と耐糖能に与える影響について検討」

つまり、**極端な糖質制限は、血管を傷める動脈硬化を引き起こし、長期になると、脳梗塞や心筋梗塞といった突然死を招く危険因子になる**ことが、ここから浮かび上がってくるのです。

世界の臨床研究の事例

事実、世界の臨床研究でも、極端な糖質制限に加え、動物性脂質と動物性タンパク質を中心にした食事を続けると、男女ともに死亡危険度が上がることが、いくつか報告されています。

たとえば、米国ハーバード大学の研究グループが、13万人を対象に20〜26年の歳月をかけて行った大規模な食事調査では、動物性の脂質・タンパク質中心の糖質制限食はがん死や心血管死を増加させ、植物性の脂質・タンパク質中心の糖質制限食は長寿をもたらす傾向にあることが報告されています。

たしかに、動物性のタンパク質・脂質を多く含む料理は、特に揚げ物にすると、血液の流れやすさの指標である血液粘度を悪化させ、血流を阻害します。これが、血管にダメージを与えるのです。

また、植物油を揚げ物に使用したとしても、がん発生の元となる過酸化脂質を多く摂取することになるため、健康にいいとは言い難いものがあります。

以上のことを踏まえて、再びＨさんの急死を振り返ってみましょう。

Ｈさんは長期にわたって極端な糖質制限を継続してきました。おそらく血液が酸性に傾いているか否かの定期的な血液検査はしていなかったはずで、これが心不全への最大の危険因子だったことが予想されます。さらに、炭水化物だけを控えればいいという自己判断のもと、動物性の脂質やタンパク質を多く摂取していた可能性も考えられます。

そして、ごくたまにそこに糖質が加わり、グルコーススパイクに見舞われる。その繰り返しが、動脈硬化を無症状のまま進行させ、突然の心筋梗塞に襲われた……。

いずれにしても、Ｈさんの訃報は、素人判断による極端な糖質制限が生んだ悲劇だと、私は思っています。

グルコーススパイクを避けるためのカーボローディング

では、がん治療に特化した厳しい糖質制限、すなわち免疫栄養ケトン食のケトジェニックとスーパーケトジェニックを実施する患者さんが、グルコーススパイクを回避するためには、いったい何をしたらいいのでしょうか。

再び前記の図表25に目を移してください。

すでに説明したように、私の臨床に参加してくれた11人の患者さんのHOMA-R、すなわちインスリン抵抗性を評価する指標となる数値は、すべて正常になっています。

インスリンは長期にわたって使われずにいると、インスリンを発現させるすい臓のランゲルハンス島β細胞の機能まで衰退させてしまいます。そうなると、糖尿病の発症は避けられません。

これを回避するために、ケトン食を実施する患者さんに私がお願いしてきたのが、週に一度のカーボローディング、つまり**意図的な炭水化物の摂取**です。

ただし、単なるカーボローディングではありません。カーボローディングを行う前日の夕食は軽め、さらにカーボローディングの直前と直後に、それぞれ15分程度の運動を可能な限り行ってもらうようにしてきました。

詳細は前著『ケトン食ががんを消す』の4章に譲りますが、これは体内に吸収されたブドウ糖ががん細胞に先行して正常細胞へと取り込まれるようにするためのカーボローディングの手法です。

最近では、血糖値が極端に上がらない限り、基本的に80ｇまでの炭水化物を自由に摂取してもらうことにしています。もちろん、サラダなどの食物繊維を炭水化物より先に食べるなどの工夫も大切です。これによってグルコーススパイクを回避することができるからです。

極端な糖質制限食の継続において、こうした運動を介在させた意図的なカーボローディングは、インスリン分泌能（HOMA-β）を改善させ、動脈硬化の予防にも役立ちます。

図表25にあるように、私の臨床研究に参加してくれた11人の患者さんのうち、５人にインスリン分泌の低下が見られ、それとほぼ重複する形で３人に、軽度を含む動脈硬化が出現していました。

この患者さんたちに、週に一度、１時間程度の運動後にカーボローディングをやってもらったところ、効果はてき面でした。５か月後に、ほぼすべての患者さんにインスリン分泌能の改善が見られ、動脈硬化も「硬め」が「やや硬め」、「やや硬め」が「正常範囲」へと移行していたのです。

糖質制限のメリットだけが独り歩きした昨今、糖質制限食を継続する人は、デメリットも含めた以上のことを視野に入れる必要があります。

幸いにも最近では、血糖値の自己測定器（アボット社、FreeStyleリブレ）も販売されるようになりました。手軽に自分の血糖値を計測でき、グルコーススパイクに見舞われているか否かを確認できる、こうした機器を利用しない手はないでしょう。

食に関するストレス発散の重要性

食欲は人間の持つ3大欲求の一つと言われています。飢えに耐える、好きなものを食べられないといった状況が続くと、満たされないその強い欲求のため、誰しも強いストレスに襲われてしまうものです。

前記した週に一度のカーボローディングは、そのストレス発散にも役立ちます。また、ケトン食に精通した管理栄養士とタッグを組み、食を堪能できるケトン食レシピの数々を私が考えているのも、患者さんのストレス軽減を目指しているからに他なりません。

それでも厳しい糖質制限の継続は、一般的に2年が限界だと言われています。前記したように、私はがん治療に特化した免疫栄養ケトン食を、原則3年までの長期決戦として位置付けていますが、カーボローディングや豊富なケトン食レシピの提示が、継続への後押しになっているのだと思います。

レガシー効果

一方で私が３年という継続期間に拘るもう一つの理由も、明記しておく必要があるでしょう。

「UKPDS試験」と呼ばれるものがあります。これは、２型糖尿病において、血糖コントロールが糖尿病性合併症の予防に繋がるかどうかの長期の大規模試験を意味しますが、かつて英国で実施された「UKPDS試験」で、以下のようなことが確かめられたのです。

糖尿病と診断され、すかさず治療に本腰を入れた場合、その治療効果が長年にわたって維持されるだけでなく、心筋梗塞や脳出血などによる死亡率も有意に減少する。

わかりやすく言うと、早期から厳格な血糖コントロールを最低10年継続すると、それ以降も10年程度にわたって、良好な血糖コントロールが続くことがわかったのです。

これは「レガシー効果」（長期に及ぶ有効な影響）と呼ばれています。私がケトン食に期待するのも、この「レガシー効果」なのです。

なぜなら、糖尿病の食事療法の延長線上にあるのがケトン食に他ならず、私の臨床研究でもおよそ3年間のケトン食の継続によって、体のエネルギー代謝がブドウ糖依存型からケトン体依存型へと移行する傾向にあることがわかったからです。

これによって、患者さんの体質は高燃費なハイブリッドボディに生まれ変わり、その後多少糖質制限を緩めても、依然としてケトン体エネルギーを使用することができるようになるのです。

覚悟が必要

ただし、定期的なカーボローディングや糖質制限レシピの数々をもってしても、やはり3年という期間がストレスになることに変わりはありません。

つまり、免疫栄養ケトン食の実施においては、患者さんのそれなりの覚悟と意欲が必要になってくるのです。中途半端な決断ではケトン食を勧めることはできませんし、ましてや患者さん本人の意志に反して、家族が無理強いするような形をとるならば、効果は期待できないでしょう。

そうなると、ステージⅣの患者さんの場合は、好きなものを食べられずに亡くなってしまうというケースも出てくるのです。

私の患者さんのなかで、免疫栄養ケトン食を実施している人が全体の50％以下という現実を見ても、その決断が容易でないことがわかります。

その50％以下の患者さんのストレスをいかに軽減するか。これも、医師として私が担わなければならない大切な仕事だと思っています。

人は一人では生きていけません。豊かな人生が、ストレスのない良好な人間関係のなかで培われることを疑う人は誰もいないでしょう。

たとえステージⅣの患者さんであっても、豊かな人生は送れます。むしろ、がんに罹患したことで、人間関係における豊かさの本質に気づいた人も多いと思います。そういう意味で、治療と引き換えに大切な人間関係までも犠牲にする必要はないのです。

先に私は、週に一度のカーボローディング、言い換えればチートデイ（好きなものを食べる日）の必要性を訴えましたが、そのチートデイを仲の良い友人や肉親たちとの会食に当てることも、大きなストレス解消になるでしょう。

仲間との会話に興じながら食を堪能し、その雰囲気を心から楽しむ。その際、運動の時間を取れないのなら、メタバリアS（富士フイルム）などの食後の血糖値上昇を抑えるサプリメントを摂取してもいいし、次の食事で炭水化物を抜いてもいいのです。

いかにストレスなく治療に取り組むか。その細やかな継続の日々のなかで、いかにして笑顔を培い、豊かな生を育むか。今後のがん治療が取り組むべき大きな指針の一つが、ここにもあるのだと、私は強く思っています。

ちょうど、ストレス過多がビタミンDの欠乏症を生む要因の一つとして考えられているように。

おわりに

医療費の高騰が日本経済を逼迫させていることは、いまさら細かく説明する必要はないかもしれません。

厚生労働省が概算医療費の集計結果をまとめた「平成29年度医療費の動向」によると、同年度の医療費（1年間に医療機関に支払われた金額）は過去最高の42・2兆円。前年比で1兆円近くも増加しました。

高齢者の医療費が現役世代の約4倍に膨れ上がるなど、人生100年時代の超高齢社会に突入したいま、健康寿命をいかに延ばすかが、国家プロジェクトとして急務になっています。

そのため、国は、これまで以下のような政策を次々と打ち出してきました。「食育基本法」

（２００５年）、「がん対策基本法」（２００６年）、「アレルギー対策基本法」（２０１４年）、「脳卒中・循環器病対策基本法」（２０１８年）……。

２０２０年には「日本人の食事摂取基準」を見直し、高血圧や糖尿病などの生活習慣病の重症化予防に加えて、高齢者の低栄養とフレイル（心身が脆弱になる状態）の防止も視野に入れた政策を予定しています。

しかし、糖質過多やビタミンDの欠乏、24時間のライフスタイルによる、がんや糖尿病、アレルギー疾患などの増加に見られるように、こうした政策がほとんど役に立っていないことは明白です。なぜなら、政策自体に具体的かつ実践的な中身がないからです。

たとえば、食育基本法。これは食に関する正しい知識と適切な食習慣を子どもたちに教えることで、病気の予防と健康寿命の延伸を図るのを目的としています。しかし、医療者や医学会の関与がないため、必ずしも病気の予防に結びついていないのが現状なのです。

また、日本人のビタミンD不足が浮き彫りにされたことで、２０２０年からはビタミンD摂取量の最低基準が５・５μgから10μgに引き上げられますが、この程度の引き上げでは、病気の予防・改善という意味において、ほとんど状況は変わらないでしょう。

中身のない政策が独り歩きするなか、私が取り組んできたのが、がんの支持療法としての免疫栄養ケトン食であり、病気の予防を目的とした緩やかな糖質制限食でした。

この私の取り組みは当初、多くの医療者に白眼視されましたが、治療実績を積み重ねることで、しだいに認められるようになってきました。

忘れられないのは、2017年1月、日本病態栄養学会の年次総会でケトン食の有効性を発表したときのことです。東邦大学医療センター大森病院栄養部の古田雅管理栄養士が私のところに歩み寄ると、こんなことをおっしゃったのです。

「うちの病院の消化器センター外科の島田（英昭）教授が、ぜひ治療にケトン食を導入したいと言っています。勉強させていただけますか？」

これには私も驚きました。権威と実績のある医療者たちが、ケトン食の有効性に着目してくれたからです。

島田医師からはさっそくメールをいただきましたが、さらに後日、同病院栄養治療センター教授の鷲澤尚宏医師からも「免疫栄養ケトン食を導入したい」という手紙が、私の許に届きました。

また、同じ時期に、がん食事療法の権威である丸山道生医師（田無病院院長）が、同大学医療センター大森病院の客員教授に就任。臨床栄養実践協会理事長の足立香代子医師が賛同してくれたこともあり、がん治療に特化したケトン食療法を共同で研究・開発する環境が整ったのです。

同年5月には「東京ケトオンコロジー研究会」を立ち上げました。ケトオンコロジー(Keto Oncology)とは、ケトンの「Keto」と腫瘍学の「Oncology」からなる造語で、ケトン体の生理作用に基づいて腫瘍を考える新しい医学の研究分野です。

現在、東京ケトオンコロジー研究会では、毎月勉強会を開催し、免疫栄養ケトン食を指導できる管理栄養士の育成を図る一方で、各医療機関が臨床研究を行うことができるように、倫理委員会への申請手続きなどのサポートも行っています。

私ががん治療に特化したケトン食療法の臨床研究を行ったのは2015年。あれから4年の歳月が流れました。気がつくと、多くの医療関係者が私の取り組みに賛同し、共同研究者としても名乗りを上げてくれるようになったのです。

がん治療にケトン食とビタミンDが大きな恩恵をもたらしてくれることがわかったいま、

こうした多数の研究者との強力なタッグによって、がんも近い将来、死に至る病ではなくなるのではないか。

私はひそかに、そう信じています。

※血中ビタミンD（25-OHビタミンD）濃度の測定は、お近くの整形外科で骨密度検査と一緒に行うか、人間ドックのオプションで行うことも可能です。

※紙面ではご紹介できない、がん免疫栄養療法ケトン食の基本については、ＹｏｕＴｕｂｅの「免疫栄養ケトン食チャンネル」にて解説を行っていますので、ぜひチャンネル登録をお願いします。

参考文献

第1章　がん患者さんはビタミンDが足りていない

古川健司「がん患者におけるビタミンD欠乏の状況と治療」日本病態栄養学会誌 21(Suppl):S-88, 2018.

中川公恵「ビタミンD受容体リガンド結合ドメインの分子認識を基盤としたがん細胞分化とアポトーシスの制御機構の解析」YAKUGAKU ZASSHI 122(10)781-791,2002

「The ATBC cancer prevention study group 1994: The Alpha-Tocopherol Beta-Carotene Lung Cancer Prevention study: Design, methods, participant characteristics, and compliance.」, Annals of Epidemiology 4(1), 1-10.

Budhathoki S「Plasma 25-hydroxyvitamin D concentration and subsequent risk of total and site specific cancers in Japanese population: large case-cohort study within Japan Public Health Center-based Prospective Study cohort.」BMJ. 2018 Mar 7; 360: k671. doi: 10.1136 / bmj. k671.

Feskanich D「Plasma vitamin D metabolites and risk of colorectal cancer in women.」Cancer Epidemiol Biomarkers Prev. 2004 Sep; 13(9): 1502-8.

Gorham ED「Optimal vitamin D status for colorectal cancer prevention: a quantitative meta analysis.」Am J Prev Med. 2007 Mar; 32(3): 210-6.

Ishihara J「Dietary calcium, vitamin D, and the risk of colorectal cancer.」Am J Clin Nutr. 2008 Dec; 88(6): 1576-83. doi: 10.3945/ajcn. 2008. 26195.

Goodwin PJ「Prognostic effects of 25-hydroxyvitamin D levels in early breast cancer.」J Clin Oncol. 2009 Aug 10; 27(23): 3757-63. doi: 10.1200 / JCO. 2008.20.0725. Epub 2009 May 18.

Branca JJ「Effects of Pre-surgical Vitamin D Supplementation and Ketogenic Diet in a Patient with Recurrent Breast Cancer.」Anticancer Res. 2015 Oct; 35(10): 5525-32.

Schernhammer ES, et al.「Rotating night shifts and risk of breast cancer in women participating in the nurses'

health study.」 J Natl Cancer Inst. 2001 Oct 17; 93(20): 1563-8.
Schernhammer ES. 「Night work and risk of breast cancer.」 Epidemiology. 2006 Jan 17; 17(1): 108-11.
Schwartzbaum J. 「Cohort study of cancer risk among male and female shift workers.」 Scand J Work Environ Health. 2007 Oct; 33(5): 336-43.
Pronk A, et al. 「Night-shift work and breast cancer risk in a cohort of Chinese women.」 Am J Epidemiol. 2010 May 1; 171(9): 953-9. doi: 10.1093 / aje / kwq029. Epub 2010 Apr 7.
Megdal SP. 「Night work and breast cancer risk: a systematic review and meta-analysis.」 Eur J Cancer. 2005 Sep; 41(13): 2023-32.
Ahonen MH. 「Prostate cancer risk and prediagnostic serum 25-hydroxyvitamin D levels (Finland).」 Cancer Causes Control. 2000 Oct; 11(9): 847-52.
Grant WB. 「An estimate of premature cancer mortality in the U.S. due to inadequate doses of solar ultraviolet-B radiation.」 Cancer. 2002 Mar 15; 94(6): 1867-75.
Mohr SB. 「Ultraviolet B irradiance and vitamin D status are inversely associated with incidence rates of pancreatic cancer worldwide.」 Pancreas. 2010 Jul; 39(5): 669-674. doi: 10.1097 / MPA. 0b013e3181ce654d.
Skinner HG. 「Vitamin D Intake and the Risk for Pancreatic Cancer in Two Cohort Studies.」 Cancer Epidemiol Biomarkers Prev. 2006 Sep; 15(9): 1688-1695.
Wei H. 「Associations of the risk of lung cancer with serum 25-hydroxyvitamin D level and dietary vitamin D intake: A dose-response PRISMA meta-analysis.」 Medicine (Baltimore). 2018 Sep; 97(37): e12282. doi: 10.1097 / MD. 0000000000012282.
Zhou W. 「Circulating 25-hydroxyvitamin D levels predict survival in early-stage non-small-cell lung cancer patients.」 J Clin Oncol. 2007 Feb 10; 25(5): 479-85.
Powe CE. 「Vitamin D-Binding Protein and Vitamin D Status of Black Americans and White Americans.」 N Engl

J Med. 2013 Nov 21; 369(21): 1991-2000,doi 10.1056/NEJMoa1306357.
Garland CF.「The role of vitamin D in cancer prevention.」Am J Public Health. 2006 Feb; 96(2): 252-61. Epub 2005 Dec 27.
Garland CF.「Vitamin D for cancer prevention: global perspective.」Ann Epidemiol. 2009 Jul; 19(7): 468-83. doi: 10.1016/j.annepidem.2009.03.021.

第2章　ビタミンDはすごい

平成17年及び18年国民健康・栄養調査
岡野登志夫「The development and use of quality of life measures to evaluate health outcomes in Japan」Osteoporosis Japan. 12(1): 76-79, 2004
岡野登志夫　平成28年度の健康食品産業協議会 資料
Yoshimura N.「Profiles of vitamin D insufficiency and deficiency in Japanese men and women: association with biological, environmental, and nutritional factors and coexisting disorders: the ROAD study.」Osteoporos Int. 2013 Nov; 24(11): 2775-87. doi: 10.1007 / s00198-013-2372-z. Epub 2013 May 15.
伊藤明子、北中幸子、小林廉豪「レセプトデータによる小児ビタミンD欠乏性くる病有病率の10年間の推移」日本内分泌学会雑誌 92(1): 290, 2016
津川尚子「思春期のビタミンD栄養に関する疫学調査研究」ビタミン 81(4):157, 2007.
Kuchuk NO.「Relationships of serum 25-hydroxyvitamin D to bone mineral density and serum parathyroid hormone and markers of bone turnover in older persons.」J CIin EndocrinolMetab. 2009 Apr; 94(4): 1244-50. doi: 10.1210 / jc. 2008-1832. Epub 2009 Jan 21.
Lips P「The prevalence of vitamin D inadequacy amongst women with osteoporosis: an international epidemiological investigation.」J Intern Med. 2006 Sep; 260(3): 245-54.

Miyauchi, M., C. Hirai, and H. Nakajima「The solar exposure time required for vitamin D3 synthesis in the human body estimated by numerical simulation and observation in Japan.」Journal of Nutritional Science and Vitaminology, 59, 257-263, 2013.

Binkley N「Low vitamin D status despite abundant sun exposure.」J Clin Endocrinol Metab. 2007 Jun; 92(6): 2130-5. Epub 2007 Apr 10.

Urashima M「Randomized trial of vitamin D supplementation to prevent seasonal influenza A in schoolchildren.」Am J Clin Nutr. 2010 May; 91(5): 1255-60. doi: 10.3945/ajcn.2009.29094. Epub 2010 Mar 10.

Martineau AR「Vitamin D for the management of asthma.」Cochrane Database Syst Rev. 2016 Sep 5; 9: CD011511. doi: 10.1002/14651858.CD011511.pub2.

Martineau AR「Vitamin D supplementation to prevent acute respiratory tract infections: systematic review and meta-analysis of individual participant data.」BMJ. 2017 Feb 15; 356: i6583. doi: 10.1136/bmj.i6583.

松井照明「食物アレルギー　疫学・病態　ビタミンD欠乏による食物感作の促進と食物アレルギーの増悪に関する検討」アレルギー 66(4-5): 584, 2017.

Cheng HM「Low vitamin D levels are associated with atopic dermatitis, but not allergic rhinitis, asthma, or IgE sensitization, in the adult Korean population.」The Journal of allergy and clinical immunology. 2014 Apr; 133(4); 1048-55. doi: 10.1016/j.jaci.2013.10.055. Epub 2013 Dec 31.

第3章　ビタミンDと現代の病

Hyppönen E「Intake of vitamin D and risk of type 1 diabetes: a birth-cohort study.」Lancet. 2001 Nov 3; 358(9292): 1500-3.

Pittas AG「The effects of calcium and vitamin D supplementation on blood glucose and markers of inflammation in nondiabetic adults.」Diabetes Care. 2007 Apr; 30(4): 980-6. Epub 2007 Feb 2.

Kumar S「Improvement in glucose tolerance and beta-cell function in a patient with vitamin D deficiency during treatment with vitamin D.」Postgrad Med J. 1994 Jun; 70(824): 440-3.
Qi Q「Vitamin D metabolism-related genetic variants, dietary protein intake and improvement of insulin resistance in a 2 year weight-loss trial: POUNDS Lost.」Diabetologia. 58(12): 2791-2799, 2015 Dec. doi: 10.1007 / s00125-015-3750-1. Epub 2015 Sep 29.
岡野登志夫「高齢者を中心とする日本人成人女性のビタミンD栄養状態と骨代謝関連指標について」Osteoporosis Japan 12(1): 76-79, 2004
広瀬信義「百寿者の抗老化機序―健康長寿達成に向けて―」 日本内科学会雑誌 95(3), p447-452, 2006
Tamaki J.「Total 25-hydroxyvitamin D levels predict fracture risk:results from the 15-year follow-up of the Japanese Population-based Osteoporosis(JPOS) Cohort Study.」Osteoporos Int. 28(6): 1903-1913, 2017 Jun. doi: 10.1007 / s00198-017-3967-6. Epub 2017 Feb 27.
折茂肇「骨粗鬆症の医療経済学：骨粗鬆症の疾病負担研究」日本老年医学会雑誌 39(5), 483-488, 2002
Nakano T「Deficiency of Vitamin D and K is highly prevent in patients with hip fructure.」J Bone and Miner Res 20, S377, 2005
Forman JP「Plasma 25-hydroxyvitamin D levels and risk of incident hypertension.」Hypertension. 2007 May; 49(5): 1063-9. Epub 2007 Mar 19.
Scragg R「Effect of Monthly High-Dose Vitamin D Supplementation on Cardiovascular Disease in the Vitamin D Assessment Study : A Randomized Clinical Trial.」JAMA Cardiol. 2017 Jun 1; 2(6): 608-616. doi: 10.1001/jamacardio.2017.0175.
Giovannucci E「25-hydroxyvitamin D and risk of myocardial infarction in men: a prospective study.」Arch Intern Med. 2008 Jun 9; 168(11): 1174-80. doi: 10.1001/archinte.168.11.1174.
Poole KE「Reduced vitamin D in acute stroke.」Stroke. 2006 Jan; 37(1): 243-5. Epub 2005 Dec 1.

Sepehrmanesh Z「Vitamin D Supplementation affects the beck depression inventory, Insulin Resistance, and Biomarkers of Oxidative Stress in Patients with Major Depressive Disorder: A Randomized, Controlled Clinical Trial.」J Nutr. 146: 243-248, 2016 Feb. doi: 10.3945 / jn. 115.218883. Epub 2015 Nov 25.

Khoraminya N.「Therapeutic effects of Vitamin D as adjunctive therapy to fluoxetine in patients with major depressive disorder.」Aust NZ J Psychiatry 47: 271-275, 2013 Mar; doi: 10.1177 / 0004867412465022. Epub 2012 Oct 23.

Littlejohns TJ「Vitamin D and the risk of dementia and Alzheimer disease.」Neurology. 2014 Sep 2; 83(10): 920-8. doi: 10.1212/WNL.0000000000000755. Epub 2014 Aug 6.

Ota M「Effect of a ketogenic meal on cognitive function in elderly adults : potential for cognitive enhancement.」Psychopharmacology (Berl). 2016 Oct; 233(21-22): 3797-3802. Epub 2016 Aug 27.

第４章　ビタミンＤ＋免疫栄養ケトン食　最強のがん治療

古川健司「がんの栄養療法　がん細胞を兵糧攻めにするケトン食療法」New Diet Therapy33(2): 128, 2017.

古川健司「ステージⅣ進行再発大腸癌、乳癌に対し蛋白質とＥＰＡを強化した糖質制限食によるＱＯＬ改善に関する臨床研究」日本病態栄養学会誌 19(Suppl): S-141, 2015

第５章　「グルコーススパイク」の恐怖

古川健司「ステージⅣ進行再発に対し１年以上のケトン食を継続した時の循環動態と耐糖能に与える影響について検討」日本病態栄養学会誌 20(Suppl.): S-90, 2016

Fung,T.T「Low-carbohydrate diets and all-cause and cause-specific mortality: two cohort studies.」Ann Intern Med, 153(5): p289-298, 2010 Sep 7. doi: 10.7326 / 0003-4819-153-5-201009070-00003.

Holman RR,「10-year follow-up of intensive glucose control in type 2 diabetes.」N Engl J Med. 2008 Oct 9; 359(15): 1577-89. doi: 10.1056 / NEJMoa0806470. Epub 2008 Sep 10.

編集協力　織田淳太郎

古川健司（ふるかわけんじ）

医学博士。1967年山口県生まれ。'92年慶應義塾大学理工学部電気工学科卒。その後、山梨医科大学医学部医学科に入学。'99年、消化器外科医を志望し、東京女子医科大学消化器外科に入局。大学では、膵臓班に所属し、当時、膵臓がん手術件数日本一を誇っていた。2006年、（公財）東京都保健医療公社荏原病院外科を経て、多摩南部地域病院外科に勤務。NST（栄養サポートチーム）に従事し、本格的にがんの栄養療法を開始。がん免疫栄養療法の臨床実績を上げて、'14年、それまでの栄養療法のケトジェニック化に成功。'15年1月より、ステージⅣのがん患者を対象に、世界初の臨床研究を開始。現在、がん免疫栄養ケトン食療法の普及に努めている。初の著書『ケトン食ががんを消す』（光文社新書）はロングセラーに。

ビタミンDとケトン食《しょく》　最強《さいきょう》のがん治療《ちりょう》

2019年9月30日初版1刷発行
2022年8月30日　　2刷発行

著　者 —— 古川健司
発行者 —— 三宅貴久
装　幀 —— アラン・チャン
印刷所 —— 近代美術
製本所 —— ナショナル製本
発行所 —— 株式会社光文社
東京都文京区音羽1-16-6(〒112-8011)
https://www.kobunsha.com/
電　話 —— 編集部03(5395)8289　書籍販売部03(5395)8116
業務部03(5395)8125
メール —— sinsyo@kobunsha.com

 ISBN 978-4-334-04435-0

993
日本のものづくりを支えた
ファナックとインテルの戦略
「工作機械産業」50年の革新史
柴田友厚
強いものづくりの背後には、強い工作機械産業が存在する。日本の工作機械産業が「世界最強」であり続けられたのはなぜか。二つの企業を切り口として、創造と革新のプロセスを描く。
978-4-334-04399-5

994
協力と裏切りの生命進化史
市橋伯一
ヒトはなぜ単細胞生物から現在のかたちとなったのか。生命と非生命を分けるものとは。生命はどこへ向かうのか。進化生物学の最新研究でわかった、「私たちの起源」と「複雑化の過程」。
978-4-334-04400-8

995
セイバーメトリクスの落とし穴
マネー・ボールを超える野球論
お股ニキ（@omatacom）
データ分析だけで勝てるほど、野球は甘くない。多くのプロ選手から支持される独学の素人が、未だに言語化、数値化されていない野球界の最先端トレンドを明らかにする。
978-4-334-04401-5

996
仕事選びのアートとサイエンス
不確実な時代の天職探し
山口周
「好き」×「得意」で仕事を選んではいけない――『世界のエリートはなぜ「美意識」を鍛えるのか？』の著者が贈る、幸福になるための仕事選びの方法。『天職は寝て待て』の改訂版。
978-4-334-04403-9

997
0円で会社を買って、死ぬまで年収1000万円
個人でできる「事業買収」入門
奥村聡
127万社が後継者不在で消えていく「大廃業時代」。普通の人が会社を安く買って成長させ、自由な生き方で安定した収入を得る方法を事業承継デザイナーが伝授する。
978-4-334-04404-6

998
大量廃棄社会
アパレルとコンビニの不都合な真実
仲村和代
藤田さつき

たくさん作って、無駄に捨てられる年間10億着の新品の服や、大量の恵方巻き。「無駄」の裏には必ず「無理」が潜んでいる。その実情と解決策を徹底レポートする。**解説・国谷裕子氏**

978-4-334-04405-3

999
12階から飛び降りて一度死んだ私が伝えたいこと
モカ　高野真吾

自殺から生還した経営者、漫画家、元男性のトランスジェンダーであるモカが、壮絶な半生の後に至った「貢献」の境地とは。取材を続ける記者が伝える。本人の描き下ろし漫画も掲載。

978-4-334-04406-0

1000
「%」が分からない大学生
日本の数学教育の致命的欠陥
芳沢光雄

いま、「比と割合の問題」を間違える大学生が目に見えて増えている。この問題の本質とは何か。現在の数学教育に危機感を抱いてきた著者が、これからの時代に必要な「学び」を問う。

978-4-334-04407-7

1001
1964東京五輪ユニフォームの謎
消された歴史と太陽の赤
安城寿子

気鋭の服飾史家が、豊富な史料と取材に基づき、闇に葬り去られようとした赤いブレザー誕生の歴史を発掘。また、なぜ歴史は消されかけたのか、詳細に分析する。

978-4-334-04408-4

1002
辛口評論家、星野リゾートに泊まってみた
瀧澤信秋

年間250泊するホテル評論家が、「星のや」「界」「リゾナーレ」22施設を徹底取材。熱狂的ファンを持つ星野リゾートの強さの秘密に迫る。星野佳路代表の2万字インタビューも収録。

978-4-334-04409-1

1003
ルポ 人は科学が苦手
アメリカ「科学不信」の現場から
三井誠
科学大国・アメリカで科学記者が実感したのは、社会に広がる「科学への不信」だった。その背景に何があるのか。先進各国に共通する「科学と社会を巡る不協和音」という課題を描く。
978-4-334-04410-7

1004
「食べること」の進化史
培養肉・昆虫食・3Dフードプリンタ
石川伸一
人類と食の密接なつながりを科学、技術、社会、宗教などの視座から多面的に描く。サルと分かれてヒトが誕生してから「SF食」が実現する未来までの、壮大な物語。
978-4-334-04411-4

1005
人生100年、長すぎるけどどうせなら健康に生きたい。
病気にならない100の方法
藤田紘一郎
「後期高齢者」で「検査嫌い」の名物医師が、医者や薬に頼らずに免疫力を上げる食事と生活習慣を徹底指南。人生100年、死なないのならば生きるしかない、そんな時代の処方箋。
978-4-334-04412-1

1006
ビジネス・フレームワークの落とし穴
山田英夫
SWOT分析から戦略は出ない?!/作り手の意志満載のPPM。/NPVは、なぜ少しだけプラスになるのか?――意思決定が歪む「危うさ」を理解し、フレームワークを正しく使う。
978-4-334-04413-8

1007
「糖質過剰」症候群
あらゆる病に共通する原因
清水泰行
緑内障、アルツハイマー、関節症、がん、皮膚炎、不妊、狭心症…全身を着々と蝕む糖質の恐怖。七千を超える論文を参照しつつ、現代に増え続ける様々な疾患と、糖質過剰摂取との関係を説く。
978-4-334-04414-5

1008

クジラ博士のフィールド戦記

加藤秀弘

シロナガスクジラの回復にはミンククジラを間引け?!——長年、IWC科学委員会に携わってきた著者による鯨類研究の最前線。科学者の視点でIWC脱退問題も解説。

978-4-334-04402-2

1009

世界の危険思想

悪いやつらの頭の中

丸山ゴンザレス

最も危険な場所はどこか?——それは、人の「頭の中」である。「世界各国の恐ろしい考え方」を「クレイジージャーニー」出演中の危険地帯ジャーナリストが体当たり取材!

978-4-334-04415-2

1010

愛する意味

上田紀行

あなたはなぜ、愛の不毛地帯にいるのか——長年、生きる意味を見失った現代社会への提言を続けている文化人類学者による、生きる意味の核心である「愛」に関する熱烈な考察。

978-4-334-04416-9

1011

太陽は地球と人類にどう影響を与えているか

花岡庸一郎

太陽は変化しない退屈な星?——「変わらない存在」として認識されてきた太陽が、いま、「変わる存在」として社会で注目を集めている。豊富な観測データで綴る「太陽物理学」入門。

978-4-334-04417-6

1012

女医問題ぶった斬り!

女性減点入試の真犯人

筒井冨美

医学部人気の過熱で女医率も高まる中、なぜ「女医は要らない」と言われてしまうのか。女医は医療崩壊の元凶か、救世主となるか? フリーランスの麻酔科女医が舌鋒鋭く分析する。

978-4-334-04418-3

1013
喪失学
「ロス後」をどう生きるか？

坂口幸弘

家族やペットとの死別、病、老化……私たちは「心の穴」とともに歩んで行く。死生学、悲嘆ケアの知見、当事者それぞれの向き合い方を学ぶ。過去の喪失から自分を知るワーク付き。

978-4-334-04419-0

1014
「ことば」の平成論
天皇、広告、ITをめぐる私社会学

鈴木洋仁

天皇陛下のおことば、ITと広告をめぐる言説、野球とサッカーが辿った道……。「平成」の形を、同時代に語られた「ことば」を基に探る極私的平成論。本郷和人氏推薦。

978-4-334-04420-6

1015
「家族の幸せ」の経済学
データ分析でわかった結婚、出産、子育ての真実

山口慎太郎

母乳育児や3歳児神話……。出産や子育てにおいて幅をきかせるエビデンス（科学的根拠）を一切無視した「思い込み」を、気鋭の学者が最先端の経済学の手法で徹底的に論破する。

978-4-334-04422-0

1016
不登校・ひきこもりの9割は治せる
1万人を立ち直らせてきた3つのステップ

杉浦孝宣

「8050問題」につながる若者の不登校・ひきこもりという社会課題に30年以上向き合ってきた教育者が語る、親子で生活を立ち直らせるための3ステップ。

978-4-334-04424-4

1017
教養としてのロック名盤ベスト100

川﨑大助

現代人の基礎教養とも言えるロック名盤100枚を、これまでにない切り口で紹介・解説。著者の主観・忖度抜き、科学的な手法で得られた驚愕のランキングの1位は？

978-4-334-04425-1

1018
発掘！ 歴史に埋もれたテレビCM
見たことのない昭和30年代

高野光平

こんなモノがあったのか！ ナゾだらけの草創期テレビCMの実態とは？ 「名作」とはひと味ちがう、無名の発掘物でたどる「もうひとつのテレビCM史」。CM史研究の第一人者が解き明かす。

978-4-334-04426-8

1019
なぜ女はメルカリに、男はヤフオクに惹かれるのか？
アマゾンに勝つ！ 日本企業のすごいマーケティング

田中道昭　牛窪恵

日本企業は、なぜマーケティングでアマゾンに対抗することができるのか？ アマゾン分析の第一人者と、トレンド研究の第一人者が、マーケティングの秘策を徹底解説する一冊。

978-4-334-04427-5

1020
日常世界を哲学する
存在論からのアプローチ

倉田剛

「空気」って何？ 「ムーミン谷」はどこ？ 「パワハラ」の在り方とは？ 安倍内閣の「信念」って⁉ 当たり前を疑えば日常風景が変わる。「在《あ》る」をとことん考える哲学の最前線へ！

978-4-334-04428-2

1021
がん検診は、線虫のしごと
精度は9割「生物診断」が命を救う

広津崇亮

尿一滴で線虫が早期がんを高精度に検知する！ 驚異の検査法「N-NOSE」はがん医療をどう変えるか。産みの親である研究者が、自身の歩みやがん検診・治療の今後を伝える。

978-4-334-04429-9

1022
不登校からメジャーへ
イチローを超えかけた男

喜瀬雅則

日大藤沢高校→不登校・引きこもり・留年・高校中退→渡米→新宿山吹高校（定時制）→法政大学→渡米——異色のベースボールプレーヤーのチャレンジし続ける生き様を活写！

978-4-334-04430-5

1023
掘り起こせ！　中小企業の「稼ぐ力」
地域再生は「儲かる会社」作りから

小出宗昭

年間相談数４千超の富士市の企業支援拠点・エフビズ。そのモデルは今や全国に広がる普遍的方策だ。真の「強み」を見つけ、儲けに変えるノウハウを直伝。藻谷浩介氏との対談つき。

978-4-334-04423-7

1024
「マニュアル」をナメるな！
職場のミスの本当の原因

中田亨

ミスが多発する現場には、「駄目なマニュアル」があった！長年、人間のミスの研究を続ける著者が、マニュアル作りに悩む人のために、すぐに使える具体的なテクニックを紹介。

978-4-334-04431-2

1025
江戸の終活
遺言からみる庶民の日本史

夏目琢史

天下泰平の世に形成された「家」は肉親の死を身近にし、最期を悟った者は自らの教訓を込めて遺書を記した。近世人の言葉から当時の生き方と社会を読み取り、歴史学を体感する。

978-4-334-04433-6

1026
ビタミンDとケトン食　最強のがん治療

古川健司

末期がん患者さんの病勢コントロール率83％の「免疫栄養ケトン食」。そこにビタミンDの補給が加わることで、予想を超える効果が。学会も認めた臨床研究の結果を初公開！

978-4-334-04435-0

1027
死に至る病
あなたを蝕む愛着障害の脅威

岡田尊司

豊かになったはずの社会で、生きづらさを抱え、心も身体も苦しく、死にたいとさえ思う人が増え続ける理由は？　我々が直面する「生存を支える仕組みそのものの危機」を訴える。

978-4-334-04436-7